篠原菊紀教授の

もの忘れが
なくなる

1日
1分!

「脳トレ」
366

監修
篠原菊紀

脳を鍛えて
ハッピーライフを楽しもう!

公立諏訪東京理科大学教授　篠原菊紀

 ## 最近「もの忘れ」が増えていませんか?

　中高年になると、どうしても「もの忘れ」が多くなってきます。

「あれ、あの俳優さんの名前なんだっけ?」

「この間生まれた〇〇さんのお孫さんの名前は……?」

「昨日の晩御飯、何を食べたかしら?」

「まったく置いた記憶がない場所で探し物を見つけた」

「出かける前に玄関のカギを閉めたかどうか覚えていない」等々。

　そんな経験をするたびに、将来自分がどうなってしまうのか、だんだん不安がつのってくることもあるでしょう。

　特に、日々決まったことだけをして生活し、行動が何もかも習慣化すると、脳に対する刺激がどうしても少なくなってしまいます。その結果、脳の機能が衰えていく可能性が高まるのです。

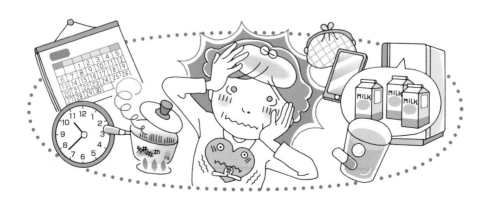

何歳になっても脳は鍛えられる！

　しかし、「もう歳だから仕方がない」などとあきらめないでください。実は脳は、筋肉と同様、年齢に関係なく「鍛える」ことが可能です。鍛えれば鍛えるほど、脳は若々しさを取り戻していきます。その鍛える方法のひとつが、本書で紹介しているような「脳トレ」を日々行なうことです。

　本書には、いろいろなタイプの脳トレ問題が順不同に並んでいます。計算問題、言葉に関する問題、記憶力の問題、さまざまな思い出しクイズ、空間認知能力が必要な図形問題などを豊富にとりそろえています。これらに取り組むことで、脳のいろいろな部分が刺激を受けて、脳の活性化につながるのです。

　こうした問題を考え、解いていくためには、脳の「ワーキングメモリ（作業記憶）」という機能が大切になります。簡単にいえば、記憶や情報を一時的に保持しながら、その記憶や情報を使って解答を導き出すということです。このワーキングメモリの力を使うことで、私たちは日頃から仕事をしたり、学習したり、人とコミュニケーションを取ったりするなど、知的な活動を行なっています。

　ワーキングメモリの力は、通常18〜25歳くらいがピークで、年齢とともにだんだん衰えていきます。しかし、日頃から脳トレを行ない、ワーキングメモリを働かせ続けることで、機能を改善させていくことが可能です。あきらめることなく、ぜひ前向きな気持ちで脳トレに取り組んでいただきたいと思います。

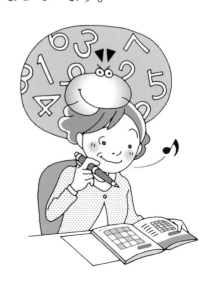

脳を毎日刺激し続けることが大事

　短い時間でもかまわないので、脳を刺激するトレーニングを「毎日」行なうことが大切です。そこで本書では、うるう年でも使えるように「366日分」の脳トレ問題を用意しました。最低限、1日に1題ずつ解いていただければ、あなたの脳は毎日違った刺激を受けることができます。

　1題でもの足りない方は、1日に1ページとか2ページ程度進めていただいてもかまいません。大事なのは、少しずつ毎日続けていくことです。手を動かし、普段書かない文字を書いたり、普段やらない計算をしたり、長い間忘れていたことを思い出そうとしたりして、「脳を刺激すること」がいちばん大切なのです。

　問題が解けた瞬間、または解き方がわかった瞬間、あるいは脳の奥のほうから記憶を取り出せた瞬間、私たちの脳は「小さな達成感」「小さな感動」「小さな喜び」を味わうことができます。これが脳にとってとてもよい刺激になるのです。

　極端にいえば、仮に答えが間違っていたとしても、普段味わわない刺激を受けることができれば、それだけで脳は活性化します。不正解でも決してガッカリせず、「脳を使ったこと」「脳を刺激したこと」そのものにやりがいを感じてください。脳トレは資格試験ではありませんから、高い点数を取るのが目的ではありません。あくまでも「脳の若々しさの回復」につながる刺激さえあれば、目的は充分果たされていることになるのです。

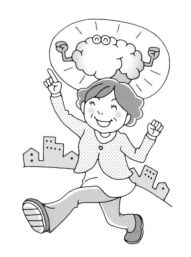

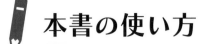

本書の使い方

✏️ 問題は366日分あります。1日分（3分の1ページ）を1分以内で解くことを目標にしてください。

✏️ もの足りない方は一度に数日分やっていただいてもかまいません。

✏️ 最初から順番にやっても、パッと開いたページからやっても、どちらでも結構です。問題ごとに日付を書き込む欄がありますので、そこに記入しておけば、どの問題をやったかがすぐにわかります。

✏️ ひと通りできた方は、2回目にチャレンジしてみましょう。その際、目標時間を30〜40秒くらいに短く設定すると、難易度を上げることができます。解答を鉛筆で書いて、あとで消すようにすれば、何度でも使えます。

✏️ 計算問題は筆算か暗算で行なってください。できるだけ暗算で解くようにすることで、よりいっそう脳の活性化が促進されます。

ミニナンプレ問題の解き方

〈例題〉

	2	(ア)	4
1			
(イ)		2	
	3		(ウ)

・ヨコとタテの一列、太線で囲まれたブロックには、1〜4の数字が一つずつ入ります。

・ヨコのライン、タテのライン、太線内で、数字が重ならないように考えながら、空欄を埋めていきましょう。

・問題にはすでにいくつかの数字が入っています。その列、そのブロックには、それ以外の数字が入ります。例題でいえば、いちばん上のヨコの列には2と4が入っているので、残りの二枠には、どちらかに1が、どちらかに3が入ります。

・すべての欄に書き込んだうえで、（ア）（イ）（ウ）に入っている数字が答えになります。

ピラミッド計算問題の解き方

〈例題〉

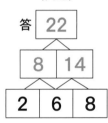

・下段（上段の場合もあり）の隣り合う数字をたして、その上（下）の段のマスに書き込みます。

・真ん中の段の隣り合う数字をたした合計が、いちばん上（下）の答えになります。もう一列多い4段の問題もあります。

・かけ算も同様に行ないます。ひき算は、隣り合う左側の数字から、右隣の数字をひきます。

このページの解答は**8**ページ

001日目

次の計算をしましょう。計算機は使わず、筆算か暗算でお答えください。

① $123 + 45 - 67 = \boxed{}$

② $53 - 25 + 88 = \boxed{}$

③ $356 + 74 - 211 = \boxed{}$

④ $437 + 523 + 393 = \boxed{}$

月 日

002日目

タテの列、ヨコの列、太線で囲まれたブロックに、それぞれ1〜4の数字が一つずつ入ります。（ア）〜（ウ）のマスに入った数字をお答えください。（解き方は5ページ参照）

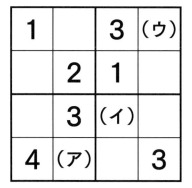

1		3	（ウ）
	2	1	
	3	（イ）	
4	（ア）		3

月 日

003日目

□に漢字を入れて四字熟語を完成させてください。

① 安□立□ …（天命を悟り、心を安らかにして悩まないこと）

② 艱□辛□ …（たいへんな苦労）

③ 小春□□ …（陰暦十月ごろの春を思わせるようなうららかな天気）

④ □□垂範 …（先頭に立って模範を示すこと）

⑤ □□喝采 …（手を打ち鳴らしてほめたたえること）

月 日

126ページの解答

【361日目】①けいがん②しもたや（しまいや・しもうたや）③ちんじゅ④はちめんろっぴ⑤らつわん⑥しらゆき（はくせつ）⑦かいぎゃく⑧とうげんきょう【363日目】①B②E③A④C⑤D

004 日目

たし算で計算しましょう。（計算方法は5ページ参照）

 月

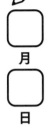 日

① 答

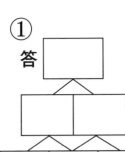

| 10 | 3 | 8 |

② 答

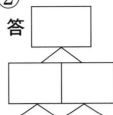

| 25 | 11 | 15 |

③ 答

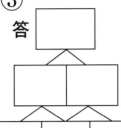

| 53 | 27 | 18 |

005 日目

☐ にひらがなを入れてことわざを完成させてください。

① ☐ は藍より出でて藍より青し

② ☐ に入らずんば虎子を得ず

③ ☐ も山の賑わい

④ ☐ 老い易く学成り難し

⑤鶴は千年、☐ は万年

⑥ ☐ は食わねど高楊枝

006 日目

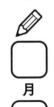

次の計算をしましょう。計算機は使わず、筆算か暗算でお答えください。

① $777 - \boxed{} + 54 = 706$

② $38 + \boxed{} - 86 = 150$

③ $620 - \boxed{} + 43 = 199$

④ $226 + \boxed{} - 530 = 184$

127 ページの解答

007 日目

次の買い物の支払いで、五千円札を出したときのおつりはいくらになりますか。

 リンゴ120円　 ブドウ200円　 バナナ80円　 モモ150円

〈買ったもの〉

　　　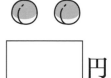　　　　　　□円

□月 □日

008 日目

次の漢字の読み方を書いてください。

①相合傘　［　　　］　⑤餞　　　［　　　］
②怪訝　　［　　　］　⑥狼狽　　［　　　］
③娑婆　　［　　　］　⑦雪崩　　［　　　］
④詳らか　［　　　］　⑧快刀乱麻［　　　］

□月 □日

009 日目

お金がいくらあるか計算しましょう。

①
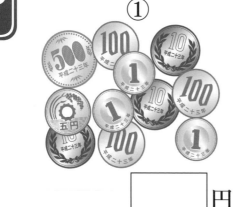
□円

②
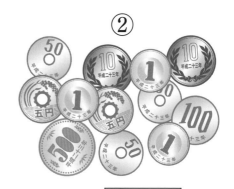
□円

□月 □日

6 ページの解答
【001日目】①101②116③219④1353　【002日目】（ア）1（イ）4（ウ）2
【003日目】①心・命②難・苦③日・和④率・先⑤拍・手

このページの解答は**11**ページ

010
日目

次のことばを見ておぼえてください。15秒たったら問題をかくして、紙に書いてください。
（位置もしっかりおぼえましょう）

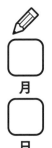
月
日

①

たて	とら	どろ
たる	ひる	あさ

②

まご	はば	ひま
さる	おに	かき

011
日目

☐ に漢字を入れて四字熟語を完成させてください。

① ☐☐模索 …（暗闇の中で手さぐりで探すこと）

② 閑☐休☐ …（むだばなしを打ち切って、話の本題にはいる気持ち）

③ 山☐水☐ …（美しい山水の形容）

④ 大願☐☐ …（大きな願いがとげられること）

⑤ ☐覧強☐ …（広く書物を読み、いろいろな物事をよく覚え知っていること）

月
日

012
日目

次の都道府県の県庁所在地をA〜Eの中から選んでください。

①宮城県 ⇒ [　　　　　]

②茨城県 ⇒ [　　　　　]

③栃木県 ⇒ [　　　　　]

④群馬県 ⇒ [　　　　　]

⑤石川県 ⇒ [　　　　　]

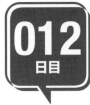
月
日

| A 前橋市 |
| B 金沢市 |
| C 水戸市 |
| D 仙台市 |
| E 宇都宮市 |

7ページの解答
【004日目】①24②62③125 【005日目】①あお②こけつ③かれき④しょうねん
⑤かめ⑥ぶし 【006日目】①125②198③464④488

9

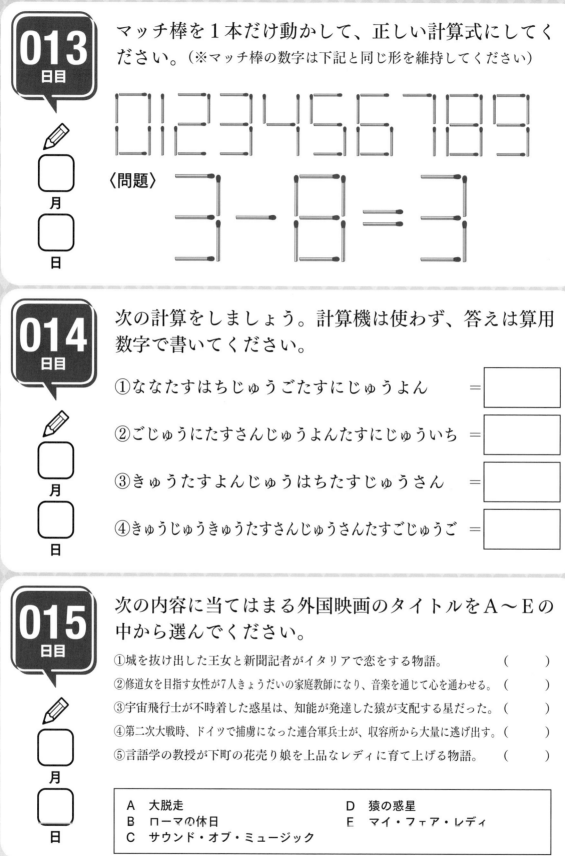

このページの解答は**12**ページ

013 日目

マッチ棒を1本だけ動かして、正しい計算式にしてください。（※マッチ棒の数字は下記と同じ形を維持してください）

〈問題〉

月

日

014 日目

次の計算をしましょう。計算機は使わず、答えは算用数字で書いてください。

①ななたすはちじゅうごたすにじゅうよん ＝

②ごじゅうにたすさんじゅうよんたすにじゅういち ＝

③きゅうたすよんじゅうはちたすじゅうさん ＝

④きゅうじゅうきゅうたすさんじゅうさんたすごじゅうご ＝

月

日

015 日目

次の内容に当てはまる外国映画のタイトルをA〜Eの中から選んでください。

①城を抜け出した王女と新聞記者がイタリアで恋をする物語。　　　（　　　）

②修道女を目指す女性が7人きょうだいの家庭教師になり、音楽を通じて心を通わせる。（　　　）

③宇宙飛行士が不時着した惑星は、知能が発達した猿が支配する星だった。（　　　）

④第二次大戦時、ドイツで捕虜になった連合軍兵士が、収容所から大量に逃げ出す。（　　　）

⑤言語学の教授が下町の花売り娘を上品なレディに育て上げる物語。（　　　）

月

日

A	大脱走	D	猿の惑星
B	ローマの休日	E	マイ・フェア・レディ
C	サウンド・オブ・ミュージック		

8ページの解答 【007日目】3580円【008日目】①あいあいがさ②けげん③しゃば④つまび⑤はなむけ⑥ろうばい⑦なだれ⑧かいとうらんま【009日目】①838②783

 **016日目**

次の計算をしましょう。計算機は使わず、筆算か暗算でお答えください。

① 24 × 8 ＝□

② 7 × 33 ＝□

③ 45 × 11 ＝□

④ 83 × 38 ＝□

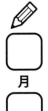 月 □ 日 □

 **017日目**

下線を引いたひらがな部分を漢字に直してください。

① パソコンで動画を<u>しちょう</u>する。　　　　［　　　　］

② 区役所に<u>こんいんとどけ</u>を提出した。［　　　　］

③ もはや携帯電話は<u>ひつじゅひん</u>といえる。［　　　　］

④ マラソン選手に<u>えんどう</u>から声援を送る。［　　　　］

⑤ <u>しんりん</u>資源を大切にしよう。　　　　　［　　　　］

 月 □ 日 □

 018日目

□に漢字を入れて四字熟語を完成させてください。

① □□軒昂　… (元気で、盛んに奮い立つさま)

② 気宇□□　… (度量・構想などが並外れて大きいさま)

③ □位一□　… (三つの要素が緊密に結びついて、あたかも一つのようになること)

④ 大所□□　… (個々の細かなことにこだわらない、大きな観点・視野)

⑤ 八方□□　… (誰に対しても愛想よくふるまう人)

 月 □ 日 □

**9ページ
の解答**　【011日目】①暗・中②話・題③紫・明④成・就⑤博・記
【012日目】①D②C③E④A⑤B

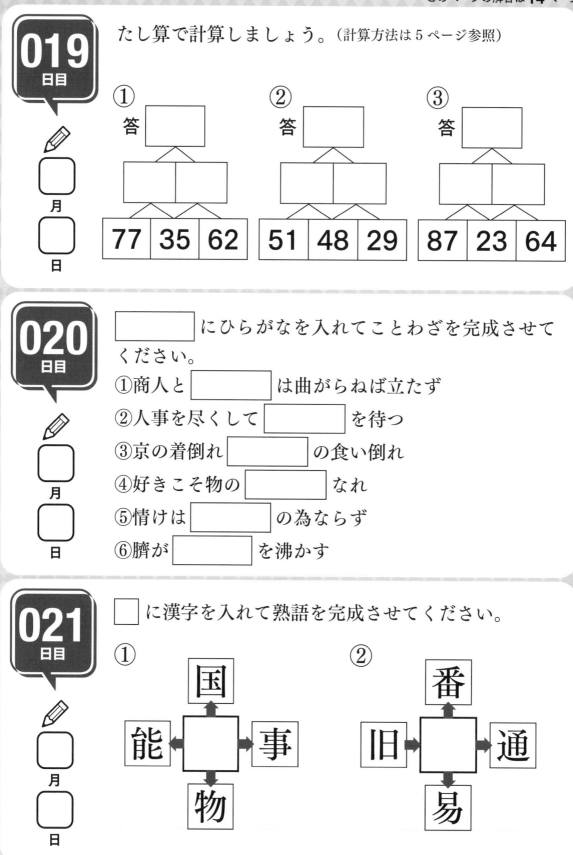

019
日目

たし算で計算しましょう。（計算方法は5ページ参照）

① 答 □
□ □
| 77 | 35 | 62 |

② 答 □
□ □
| 51 | 48 | 29 |

③ 答 □
□ □
| 87 | 23 | 64 |

020
日目

□ にひらがなを入れてことわざを完成させてください。

①商人と □ は曲がらねば立たず

②人事を尽くして □ を待つ

③京の着倒れ □ の食い倒れ

④好きこそ物の □ なれ

⑤情けは □ の為ならず

⑥臍が □ を沸かす

021
日目

□ に漢字を入れて熟語を完成させてください。

① 国 / 能 □ 事 / 物

② 番 / 旧 □ 通 / 易

10ページ
の解答

【013日目】9−6=3（3+□=3）【014日目】①116②107③70④187
【015日目】①B②C③D④A⑤E

このページの解答は **15** ページ

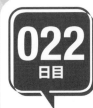

022 日目

次の計算をしましょう。計算機は使わず、筆算か暗算でお答えください。

① $72 \times \boxed{} = 288$

② $6 \times \boxed{} = 72$

③ $57 \times \boxed{} = 456$

④ $21 \times \boxed{} = 882$

月 日

023 日目

タテの列、ヨコの列、太線で囲まれたブロックに、それぞれ1〜4の数字が一つずつ入ります。（ア）〜（ウ）のマスに入った数字をお答えください。（解き方は5ページ参照）

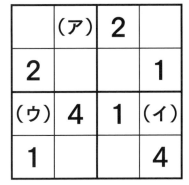

	（ア）	2	
2			1
（ウ）	4	1	（イ）
1			4

月 日

024 日目

□ に漢字を入れて四字熟語を完成させてください。

① 意□投□ …（互いに心持ちがぴったりと一致すること）

② 危機□□ …（危ないせとぎわ）

③ □□高揚 …（人が団結して何かをするときの意気込みが盛んになること）

④ 泰□□若 …（落ちつきはらっていて、ものに少しも動じないこと）

⑤ □瀾□丈 …（物事の変化・起伏が激しいこと）

月 日

11ページ
の解答
【016日目】①192②231③495④3154【017日目】①視聴②婚姻届③必需品④沿道⑤森林【018日目】①意・気②壮・大③三・体④高・所⑤美・人

13

このページの解答は**16**ページ

025
日目

月
日

次の漢字の読み方を書いてください。

①胡坐　　　[　　　　]　⑤贔屓　　　[　　　　]

②下馬評　[　　　　]　⑥呂律　　　[　　　　]

③珠玉　　　[　　　　]　⑦牡丹雪　[　　　　]

④強者　　　[　　　　]　⑧家督　　　[　　　　]

026
日目

月

日

次の計算をしましょう。計算機は使わず、筆算か暗算でお答えください。

①$112 \div 8$　=

②$192 \div 32$　=

③$924 \div 42$　=

④$1365 \div 21$　=

027
日目

月
日

次の買い物の支払いで、五千円札を出したときのおつりはいくらになりますか。

ミカン50円　　　リンゴ130円　　　バナナ100円　　　かき100円

〈買ったもの〉

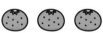   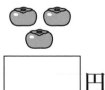

円

12ページ の解答

【019日目】①209②176③197【020日目】①びょうぶ②てんめい③おおさか④じょうず⑤ひと⑥ちゃ【021日目】①万②交

028 日目

□に漢字を入れて四字熟語を完成させてください。

① □□揚々 …（得意になり、威勢のよいさま）

② 喜色□□ …（うれしそうな表情が顔いっぱいに表れていること）

③ 士□商□ …（武士の高邁な精神と、商人としての才能を兼ね備えていること）

④ □胆□敵 …（度胸がすわっていて、敵を敵とも思わないこと）

⑤ 万古□□ …（永久に変わらないこと）

□ 月
□ 日

029 日目

下線を引いたひらがな部分を漢字に直してください。

①注目のさいばんで意外な判決が出た。［　　　　　　］

②富士山のちょうじょうから御来光を見た。［　　　　　　］

③そうさく意欲が湧いてきた。［　　　　　　］

④朝食にくだものを一品つけた。［　　　　　　］

⑤せいいある対応に感心した。［　　　　　　］

□ 月
□ 日

030 日目

お金がいくらあるか計算しましょう。

①

②

□ 月
□ 日

□ 円

□ 円

031
日目

次の計算をしましょう。計算機は使わず、答えは算用数字で書いてください。

①ニジュウゴタスサンジュウロクタスハチジュウニ ＝ 　

②サンビャクロクジュウサンタスヨンヒャクゴジュウハチ ＝ 　

③ナナジュウニタスロクジュウハチタスキュウジュウゴ ＝ 　

④ハチジュウキュウタスナナタスヨンヒャクニジュウサン ＝ 　

月

日

032
日目

次の外国映画の主演俳優の名前をA〜Eの中から選んでください。

①ベン・ハー　　　　　　（　　　）
②シャレード　　　　　　（　　　）
③メリー・ポピンズ　　（　　　）
④夕陽のガンマン　　　（　　　）
⑤卒業　　　　　　　　　（　　　）

月

日

A　クリント・イーストウッド	D　チャールトン・ヘストン
B　ジュリー・アンドリュース	E　オードリー・ヘプバーン
C　ダスティン・ホフマン	

033
日目

次の数字を見ておぼえてください。15秒たったら問題をかくして、紙に書いてください。
（位置もしっかりおぼえましょう）

月

日

①

22	46		8
	27	67	

②

	36		84
3	38		95

14ページ の解答 【025日目】①あぐら（こざ）②げばひょう③しゅぎょく④つわもの（きょうしゃ）⑤ひいき⑥ろれつ⑦ぼたんゆき（ぼたゆき）⑧かとく【026日目】①14②6③22④65【027日目】3860円

このページの解答は**19**ページ

034
日目

次の都市を県庁所在地とする都道府県をA～Eの中から選んでください。

①甲府市（　　　　）

②津市　（　　　　）

③高松市（　　　　）

④松山市（　　　　）

⑤松江市（　　　　）

A	香川県
B	山梨県
C	島根県
D	三重県
E	愛媛県

月

日

035
日目

次の計算をしましょう。計算機は使わず、筆算か暗算でお答えください。

①440 ÷ □ ＝55

②517 ÷ □ ＝47

③952 ÷ □ ＝28

④1955÷ □ ＝85

月

日

036
日目

□に漢字を入れて四字熟語を完成させてください。

①□部□吉 …（極端に物堅く、まったく融通のきかない人物）

②奇□天□ …（奇抜な発想がふとわいてくること）

③質□剛□ …（飾らずまじめで、心身ともにしっかりしていること）

④単刀□□ …（直接ずばりと要点にはいること）

⑤□□錬磨 …（経験が豊かで、よく事情に通じていること）

月

日

15ページの解答 ➡ 【028日目】①意・気②満・面③魂・才④大・不⑤不・易
【029日目】①裁判②頂上③創作④果物⑤誠意 【030日目】①1362②1059

17

037
日目

次の計算をしましょう。計算機は使わず、筆算か暗算でお答えください。

① 125 ＋ 384 ＝ ▢

② 758 ＋ 699 ＝ ▢

③ 1353 ＋ 897 ＝ ▢

④ 3619 ＋ 1265 ＝ ▢

月
日

038
日目

▢ にひらがなを入れてことわざを完成させてください。

① ▢ 隠して尻隠さず

② ▢ が吹けば桶屋が儲かる

③ ▢ を見てせざるは勇無きなり

④捨てる神あれば ▢ あり

⑤ ▢ 堪忍するが堪忍

⑥水心あれば ▢

月
日

039
日目

マッチ棒を1本だけ動かして、正しい計算式にしてください。（※マッチ棒の数字は下記と同じ形を維持してください）

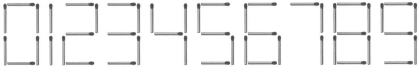

〈問題〉

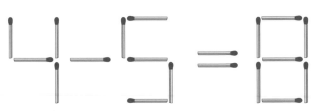

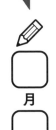
月
日

16ページ
の解答

【031日目】①143②821③235④519
【032日目】①D②E③B④A⑤C

040
日目

次の漢字を見ておぼえてください。10秒たったら問題をかくして、紙に書いてください。
（位置もしっかりおぼえましょう）

月

日

①

愛	大
福	初

②

内	幸
直	青

041
日目

たし算で計算しましょう。（計算方法は5ページ参照）

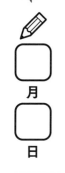

月

日

①
58	26	45

答

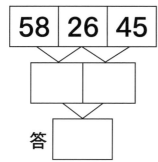

②
43	74	63

答

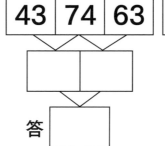

③
19	92	31

答

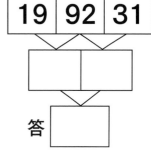

042
日目

　　　　　にひらがなを入れて文を完成させてください。

①せりなずな　　　　　はこべらほとけのざすずな
　すずしろ　　　　　

②すいへいりーべ　　　　　。ななまがりしっぷす、
　　　　　か

③なくようぐいす　　　　　

19

次のサイコロの見えている3面の数字をたしてください。

①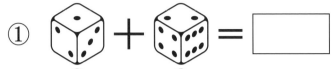

②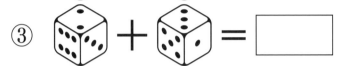

③

月

日

□に漢字を入れて四字熟語を完成させてください。

① 疾□□濤 …（激しく変化し、時代が大きく動くさま）

② □怒哀□ …（人間のさまざまな感情）

③ 周□徹□ …（広くすみずみまで人々のあいだに知れわたるようにすること）

④ □□合一 …（知識と実践は合致しなければならないということ）

⑤ □□繚乱 …（すぐれた人物・業績などが時を同じくしてつぎつぎに世に出ること）

月

日

次の計算をしましょう。計算機は使わず、筆算か暗算でお答えください。

① 5963 － □ ＝ 4148

② 8256 － □ ＝ 680

③ 2189 ＋ □ ＝ 8624

④ 3928 ＋ □ ＝ 13480

月

日

18ページ の解答 【037日目】①509②1457③2250④4884【038日目】①あたま②かぜ③ぎ④ひろうかみ⑤ならぬ⑥うおごころ【039日目】4+5=9

046
日目

タテの列、ヨコの列、太線で囲まれたブロックに、それぞれ1〜4の数字が一つずつ入ります。（ア）〜（ウ）のマスに入った数字をお答えください。（解き方は5ページ参照）

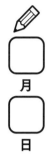

月

日

	4		2
2	(ア)		(イ)
1		2	
	2	3	(ウ)

047
日目

下線を引いたひらがな部分を漢字に直してください。

①れきし小説を読むのが好きだ。　　　　　[　　　　　]

②小学校でウサギのしいく係をしたことがある。[　　　　　]

③ごかいが解けてホッとした。　　　　　　[　　　　　]

④誰でもうちゅうを旅行できる時代がやってきた。[　　　　　]

⑤お互いの立場をそんちょうし、和解が成立した。[　　　　　]

月

日

048
日目

次の計算をしましょう。計算機は使わず、答えは算用数字で書いてください。

①ろくたすさんじゅうごたすにじゅうなな　　＝ [　　]

②ななひゃくにじゅうにたすはちじゅうごたすはち　＝ [　　]

③ろくじゅうろくたすごじゅうごたすきゅうじゅうさん　＝ [　　]

④ごひゃくごじゅうたすひゃくにじゅうごたすななじゅうに　＝ [　　]

月

日

19ページの解答【041日目】①155②254③234【042日目】①ごぎょう、はるのななくさ②ぼくのふね、くらーく③へいあんきょう

21

このページの解答は **24**ページ

049 日目

□に漢字を入れて四字熟語を完成させてください。

① □ 蓮 托 □ … （行動・運命を共にすること）

② 義 □ 奉 □ … （忠義を尽くし、勇気をふるって、国家のために全力をかたむけること）

③ 首 尾 □ □ … （物事の始めから終わりまで、一つのやり方や考え方で貫き通すこと）

④ 猪 □ 猛 □ … （猪のように、あとさきかまわず一直線に激しく進むこと）

⑤ 不 易 □ □ … （永遠に変わらぬ本質と時々に変化する様相）

月

日

050 日目

お金がいくらあるか計算しましょう。

①

②

□ 円

□ 円

月

日

051 日目

次の漢字の読み方を書いてください。

① 徒花　　［　　　　　］　　⑤ 左団扇　［　　　　　］

② 言質　　［　　　　　］　　⑥ 腕白　　［　　　　　］

③ 瀟洒　　［　　　　　］　　⑦ 虚空　　［　　　　　］

④ 丁寧　　［　　　　　］　　⑧ 刮目　　［　　　　　］

月

日

20ページ の解答 ▶ 【043日目】①18②26③20 【044日目】①風・怒②喜・楽③知・底④知・行⑤百・花 【045日目】①1815②7576③6435④9552

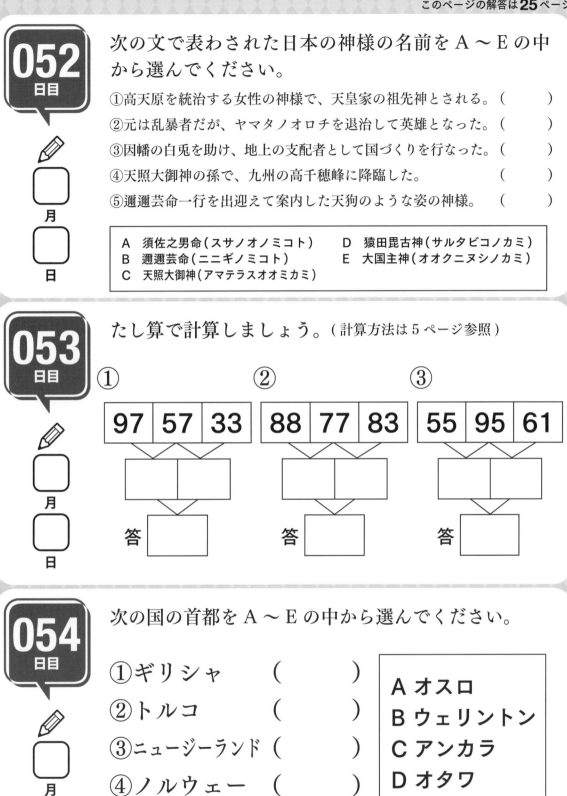

052 日目

次の文で表わされた日本の神様の名前をA〜Eの中から選んでください。

①高天原を統治する女性の神様で、天皇家の祖先神とされる。（　　　）

②元は乱暴者だが、ヤマタノオロチを退治して英雄となった。（　　　）

③因幡の白兎を助け、地上の支配者として国づくりを行なった。（　　　）

④天照大御神の孫で、九州の高千穂峰に降臨した。（　　　）

⑤邇邇芸命一行を出迎えて案内した天狗のような姿の神様。（　　　）

月 　 日

A 須佐之男命（スサノオノミコト）	D 猿田毘古神（サルタビコノカミ）
B 邇邇芸命（ニニギノミコト）	E 大国主神（オオクニヌシノカミ）
C 天照大御神（アマテラスオオミカミ）	

053 日目

たし算で計算しましょう。（計算方法は5ページ参照）

①
97	57	33

答

②
88	77	83

答

③
55	95	61

答

月 　 日

054 日目

次の国の首都をA〜Eの中から選んでください。

①ギリシャ　　　　（　　　）

②トルコ　　　　　（　　　）

③ニュージーランド（　　　）

④ノルウェー　　　（　　　）

⑤カナダ　　　　　（　　　）

A オスロ
B ウェリントン
C アンカラ
D オタワ
E アテネ

月 　 日

055 日目

次の上の句に続く下の句を、A～Cから選んでください。

①秋の田のかりほの庵のとまをあらみ　　　　（　　）

②天の原ふりさけ見れば春日なる　　　　　　（　　）

③鵲（かささぎ）の渡せる橋におく霜の　　　　（　　）

> A　三笠の山に出でし月かも
> B　わが衣手は露にぬれつつ
> C　白きを見れば夜ぞ更けにける

月

日

056 日目

次の計算をしましょう。計算機は使わず、筆算か暗算でお答えください。

①53 × 3 ＋ 26 ＝ □

②7 × 21 ＋ 88 ＝ □

③90 × 4 － 58 ＝ □

④62 × 6 － 223 ＝ □

月

日

057 日目

次の唱歌の歌詞の続きをA～Cから選んでください。

①ほたるのひかり、まどのゆき。　　　　　　（　　）

②あおげば とうとし わが師の恩。　　　　　（　　）

③埴生の宿も、わが宿、玉のよそい、うらやまじ。（　　）

> A　のどかなりや、春のそら、花はあるじ、鳥は友。
> B　書（ふみ）よむつき日、かさねつつ。
> C　教の庭にも、はや いくとせ。

月

日

22ページ
の解答

【049日目】①一・生②勇・公③一・貫④突・進⑤流・行【050日目】①1999円②1208円【051日目】①あだばな（むだばな）②げんち③しょうしゃ④ていねい⑤ひだりうちわ⑥わんぱく⑦こくう⑧かつもく

このページの解答は**27**ページ

058 日目

次の買い物の支払いで、五千円札を出したときのおつりはいくらになりますか。

メロンパン
150円

クロワッサン
200円

サンドイッチ
250円

食パン
300円

〈買ったもの〉

□円

月 日

---

059 日目

□に漢字を入れて四字熟語を完成させてください。

① 一□□起 …（あることを成しとげようと決意すること）

② 一□□復 …（冬が終わり春が来ること）

③ □□満帆 …（物事が好都合に調子よく運ぶこと）

④ 沈□黙□ …（沈黙して、じっと考えこむこと）

⑤ □佑□助 …（思いがけない偶然で助かること）

月 日

---

060 日目

次の計算をしましょう。計算機は使わず、筆算か暗算でお答えください。

① $88 \div 4 + 55$ ＝□

② $120 \div 5 + 655$ ＝□

③ $280 \div 8 - 8$ ＝□

④ $98 \div 7 - 2$ ＝□

月 日

23ページの解答 【052日目】①C②A③E④B⑤D 【053日目】①244②325③306
【054日目】①E②C③B④A⑤D

061 日目

下の立体を①〜③それぞれの方向から見たときの形を、（ア）〜（ウ）から選んでください。

月

日

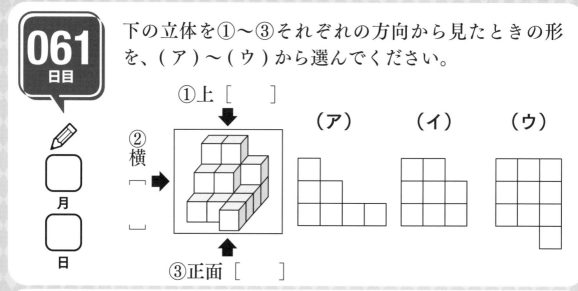

①上 ［　　　］

②横 ［　　　］

③正面 ［　　　］

（ア）　（イ）　（ウ）

062 日目

次の内容に当てはまる日本映画のタイトルをA〜Eの中から選んでください。

①息子と娘に会いに尾道から東京に出てきた老夫婦が、肩身の狭い思いをする。（　　　）

②野武士に襲われた農村の人たちが、侍を雇って村を守るために戦う。（　　　）

③柴又帝釈天門前の団子屋の風来坊が、旅をしたり恋をしたりするシリーズ物。（　　　）

④一高生（東大生）の青年と旅芸人の娘との心のふれあいを描いた作品。（　　　）

⑤日露戦争を目前にして、雪深い青森の山で軍隊が寒地訓練を行なう。（　　　）

月

日

A	伊豆の踊子	D	男はつらいよ
B	東京物語	E	七人の侍
C	八甲田山		

063 日目

□に漢字を入れて熟語を完成させてください。

月

日

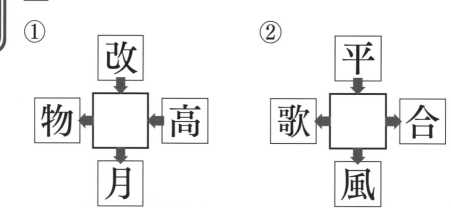

① 改 → □ ← 高、物 → □、□ → 月

② 平 → □ ← 合、歌 → □、□ → 風

24ページ の解答

【055日目】①B②A③C 【056日目】①185②235③302④149
【057日目】①B②C③A

064
日目

下線を引いたひらがな部分を漢字に直してください。

①町内会長に<u>りっこう</u>ほした。　　　　　[　　　　　]

②命の<u>とうと</u>さをしみじみと感じる。　　[　　　　　]

③豊かな<u>しきさい</u>の風景画。　　　　　　[　　　　　]

④年賀状は毎年<u>もうひつ</u>で書いている。　[　　　　　]

⑤冬になると焼き芋が<u>むしょう</u>に食べたくなる。[　　　　　]

月

日

065
日目

マッチ棒を1本だけ動かして、正しい計算式にしてください。（※マッチ棒の数字は下記と同じ形を維持してください）

0123456789

〈問題〉 10＋2＝0

月

日

066
日目

　　　　　にひらがなを入れて文を完成させてください。

①ひとよひとよに[　　　　　]（2の平方根）

②ひとなみに[　　　　]（3の平方根）

③ふじさんろく[　　　　　]なく（5の平方根）

月

日

【058日目】2850円　【059日目】①念・発②陽・来③順・風④思・考⑤天・神
【060日目】①77②679③27④12

067 日目

□に漢字を入れて四字熟語を完成させてください。

① 慇懃□□ …（うわべは礼儀正しく丁寧だが、実はきわめて尊大であること）

② 驚□動□ …（世間を大いに驚かすこと）

③ □□貫徹 …（最初に思い立った志望を、あくまでも貫き通すこと）

④ □□味噌 …（自分で自分をほめること）

⑤ 粉□砕□ …（全力をふりしぼって努力すること）

068 日目

□にひらがなを入れてことわざを完成させてください。

①暑さ寒さも□□□□まで

②□□□□良ければすべて良し

③君子□□□□に近寄らず

④□□□□振り合うも多生の縁

⑤□□□□から目薬

⑥三つ子の□□□□百まで

069 日目

次の計算をしましょう。計算機は使わず、筆算か暗算でお答えください。

①24 × 24 +□= 849

②43 × 13 +□= 617

③72 × 36 −□= 2551

④88 × 18 −□= 1503

このページの解答は**31**ページ

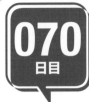

次のサイコロの<u>見えていない３面</u>の数字をたしてください。（サイコロは向かい合う面の数字をたすと７になります）

月

日

①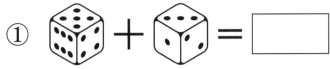

②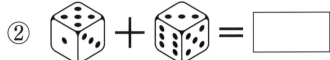

③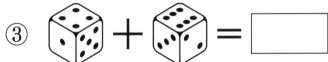

下線を引いたひらがな部分を漢字に直してください。

①久しぶりの<u>おんせん</u>旅行。　　　　　［　　　　　］

②<u>そふ</u>が創業したお店を受け継いだ。　［　　　　　］

③食事の<u>えいよう</u>バランスに気をつけている。　［　　　　　］

④毎朝ラジオ<u>たいそう</u>をするのを日課にしている。　［　　　　　］

⑤若手俳優の自然な<u>えんぎ</u>に感心した。　［　　　　　］

月

日

次の計算をしましょう。計算機は使わず、答えは算用数字で書いてください。

①ハチジュウキュウタスヨンジュウサンタスヒャクゴ ＝ ［　　　　　］

②キュウヒャクサンジュウサンタスロッピャクゴジュウニ ＝ ［　　　　　］

③ナナタスゴヒャクニジュウハチタスヒャクサンジュウ ＝ ［　　　　　］

④ニヒャクロクジュウキュウタスサンタスハチジュウハチ ＝ ［　　　　　］

月

日

27ページ
の解答
【064日目】①立候補②尊③色彩④毛筆⑤無性
【065日目】|□-己=日【066日目】①ひとみごろ②おごれや③おうむ

073 日目

月

日

それぞれ何時何分かお答えください。

① ② ③

〈問題〉この時刻の85分後は？　この時刻の77分後は？　この時刻の68分前は？

□時□分　　□時□分　　□時□分

074 日目

月

日

次の漢字の読み方を書いてください。

①圧巻　　[　　　　]　⑤畢竟　　[　　　　]

②恋敵　　[　　　　]　⑥空梅雨　[　　　　]

③真骨頂　[　　　　]　⑦小春日和[　　　　]

④電光石火[　　　　]　⑧烏天狗　[　　　　]

075 日目

月

日

お金がいくらあるか計算しましょう。

① ②

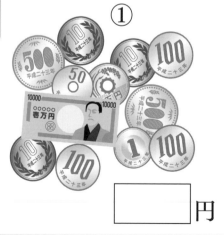
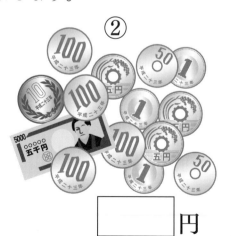

□円　　□円

28ページの解答

【067日目】①無・礼②天・地③初・志④手・前⑤骨・身【068日目】①ひがん②おわり③あやうき④そで⑤にかい⑥たましい【069日目】①273②58③41④81

次の漢字を見ておぼえてください。10秒たったら問題をかくして、紙に書いてください。
（位置もしっかりおぼえましょう）

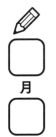

月

日

①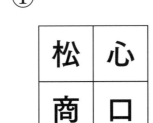

②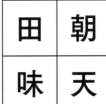

ひき算で計算しましょう。（計算方法は5ページ参照）

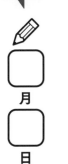

月

日

①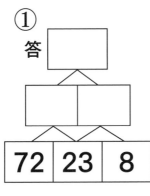

②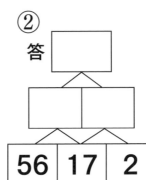

③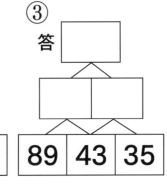

078
日目

括弧の中に入る言葉をA〜Eの中から選んでください。

①（　　　　）は、1万6000年前ごろから紀元前4世紀ごろまで続いた。

②1万数千年前から、日本列島では縄目の文様がついた（　　　　）がつくられていた。

③青森県の三内丸山遺跡から、最大数百人が住んでいた（　　　　）の跡が見つかった。

④紀元前5世紀ごろから（　　　　）が始まり、その後弥生時代に農耕文化が発展した。

⑤弥生時代には（　　　　）で銅鏡や銅鐸などが、鉄器で農具などがつくられた。

月

日

A　定住集落	D　縄文土器
B　縄文時代	E　水田稲作
C　青銅器	

31

079 日目

□に漢字を入れて四字熟語を完成させてください。

① □久不□ … （いつまでも変わることのないこと）

② □□津津 … （ある物事に大いに関心がひきつけられること）

③ □□玲瓏 … （心にわだかまりもなく、澄みきっていること）

④ 天□一□ … （世の中にただ一つしかない品）

⑤ 文□墨□ … （詩文・書画など、風雅ないとなみにたずさわる人）

月

日

080 日目

93から7をひき続けて、最後にひけなくなって残った正の数はいくつになりますか？

$$93 \Rightarrow 86 \Rightarrow 79 \Rightarrow 72 \Rightarrow \underline{\quad} \Rightarrow \underline{\quad}$$

$$\Rightarrow \underline{\quad} \Rightarrow \underline{\quad} \Rightarrow \underline{\quad} \Rightarrow \underline{\quad} \Rightarrow \underline{\quad} \Rightarrow \underline{\quad}$$

$$\Rightarrow \underline{\quad} \Rightarrow \boxed{\qquad}$$

月

日

081 日目

タテの列、ヨコの列、太線で囲まれたブロックに、それぞれ1〜4の数字が一つずつ入ります。（ア）〜（ウ）のマスに入った数字をお答えください。（解き方は5ページ参照）

	3	1	（ウ）
	1		4
3		（イ）	1
（ア）		2	

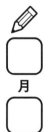

月

日

30ページの解答

【073日目】①11時33分②9時22分③2時57分【074日目】①あっかん②こいがたき③しんこっちょう④でんこうせっか⑤ひっきょう⑥からつゆ⑦こはるびより⑧からすてんぐ【075日目】①11386円②5528円

082 日目

□に共通する部首は何ですか？

① □工・□亡・□文・□合

② メ□・歹□・利□・貝□

③ 开□・采□・周□・景□

月

日

083 日目

次の計算をしましょう。計算機は使わず、筆算か暗算でお答えください。

① $192 \div 12 +$ □ $= 94$

② $483 \div 21 +$ □ $= 122$

③ $414 \div 23 -$ □ $= 8$

④ $671 \div 11 -$ □ $= 33$

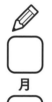

月

日

084 日目

□に漢字を入れて四字熟語を完成させてください。

① 王 政 □ □ …（武家政治や共和制などが廃止されて、もとの君主政体に戻ること）

② 吟 □ 詩 □ …（各地を歴遊して詩を吟ずる詩人）

③ 深 □ 幽 □ …（奥深く静かな山と谷）

④ □ □ 泰 平 …（世の中が穏やかに治まって平和なこと）

⑤ 文 武 □ □ …（学問と武道。また、その二つに同時に通じていること）

月

日

31 ページ の解答 【077日目】①34②24③38
【078日目】①B②D③A④E⑤C

33

085 日目

月

日

次の計算をしましょう。計算機は使わず、筆算か暗算でお答えください。

① $5 + 13 \times 8$ ＝ ☐

② $34 + 70 \times 6$ ＝ ☐

③ $243 - 15 \times 7$ ＝ ☐

④ $868 - 26 \times 9$ ＝ ☐

086 日目

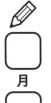

月

日

次の上の句に続く下の句を、A～Cから選んでください。

①わが庵は都のたつみしかぞ住む　　　　　（　　　）

②田子の浦にうち出でて見れば白妙の　　　（　　　）

③此の度はぬさも取あへず手向山　　　　　（　　　）

A 富士の高嶺に雪は降りつつ
B 紅葉のにしき神のまにまに
C 世をうぢ山と人はいふなり

087 日目

月

日

次の都市を首都とする国をA～Eの中から選んでください。

①キーウ　　　　（　　　）

②カブール　　　（　　　）

③キャンベラ　　（　　　）

④ウィーン　　　（　　　）

⑤ザグレブ　　　（　　　）

A アフガニスタン
B クロアチア
C ウクライナ
D オーストラリア
E オーストリア

32ページの解答

【079日目】①永・変②興・味③八・面④下・品⑤人・客【080日目】2
【081日目】（ア）1（イ）4（ウ）2

088 日目

□に漢字を入れて熟語を完成させてください。

🖊
月 ○
日 ○

①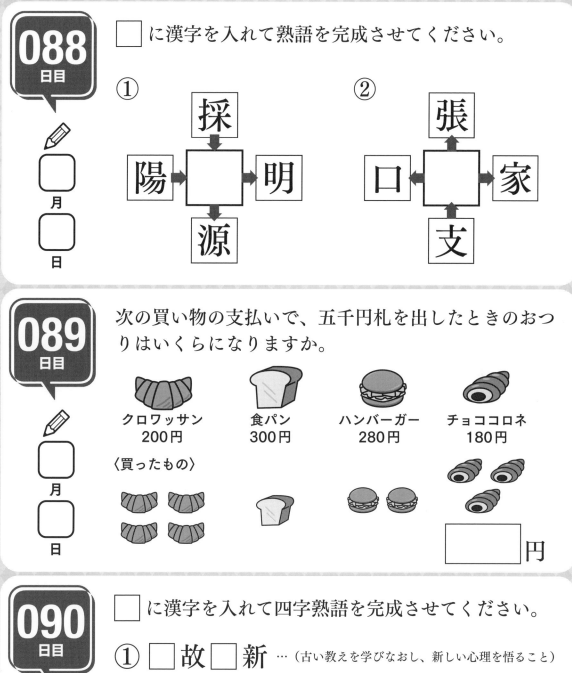

採
陽 → □ → 明
源

②
張
口 → □ → 家
支

089 日目

次の買い物の支払いで、五千円札を出したときのおつりはいくらになりますか。

🖊
月 ○
日 ○

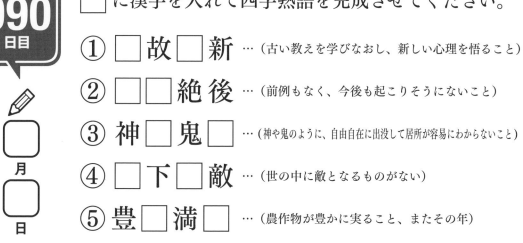

クロワッサン 200円　　食パン 300円　　ハンバーガー 280円　　チョココロネ 180円

〈買ったもの〉

□ 円

090 日目

□に漢字を入れて四字熟語を完成させてください。

🖊
月 ○
日 ○

① □故□新 …（古い教えを学びなおし、新しい心理を悟ること）
② □□絶後 …（前例もなく、今後も起こりそうにないこと）
③ 神□鬼□ …（神や鬼のように、自由自在に出没して居所が容易にわからないこと）
④ □下□敵 …（世の中に敵となるものがない）
⑤ 豊□満□ …（農作物が豊かに実ること、またその年）

このページの解答は**38**ページ

091 日目

次の数字を見ておぼえてください。15秒たったら問題をかくして、紙に書いてください。
（位置もしっかりおぼえましょう）

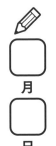

月

日

①

73	47	7
88	29	

②

31	14		9
1			48

092 日目

次の日本映画の主演俳優の名前をA〜Eの中から選んでください。

月

日

①幸福の黄色いハンカチ（　　　）

②羅生門　　　　　　　（　　　）

③嵐を呼ぶ男　　　　　（　　　）

④あゝ野麦峠　　　　　（　　　）

⑤夫婦善哉　　　　　　（　　　）

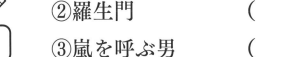

| A 森繁久彌 |
| B 三船敏郎 |
| C 高倉健 |
| D 石原裕次郎 |
| E 大竹しのぶ |

093 日目

お金がいくらあるか計算しましょう。

月

日

①
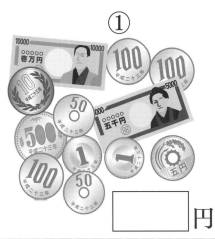
　　　円

②
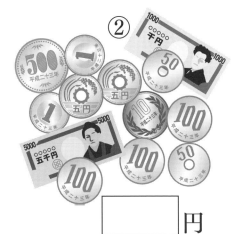
　　　円

34ページの解答 【085日目】①109②454③138④634　【086日目】①C②A③B
【087日目】①C②A③D④E⑤B

094 日目

□に漢字を入れて熟語を完成させてください。

① 全 / 留 □ 存 / 身

② 自 / 愛 □ 用 / 任

095 日目

◻️◻️◻️にひらがなを入れてことわざを完成させてください。

① ◻️◻️◻️ 降って地固まる

②火中の ◻️◻️◻️ を拾う

③弘法にも ◻️◻️◻️ の誤り

④損して ◻️◻️◻️ 取れ

⑤人間至る処 ◻️◻️◻️ 有り

⑥無理が通れば ◻️◻️◻️ 引っ込む

096 日目

ひき算で計算しましょう。（計算方法は5ページ参照）

① | 32 | 12 | 7 |

答 ◻️

② | 58 | 37 | 18 |

答 ◻️

③ | 98 | 64 | 24 |

答 ◻️

097 日目

次の唱歌の歌詞の括弧内に入る言葉を書いてください。

①年の始めの　例とて、（　　　　　　）の　めでたさを

②まさかりかついで、きんたろう、（　　　　　　　　　）、おうまのけいこ

③春のうらうの隅田川、（　　　　　　　　）の船人が

月

日

098 日目

マッチ棒を1本だけ動かして、正しい計算式にしてください。（※マッチ棒の数字は下記と同じ形を維持してください）

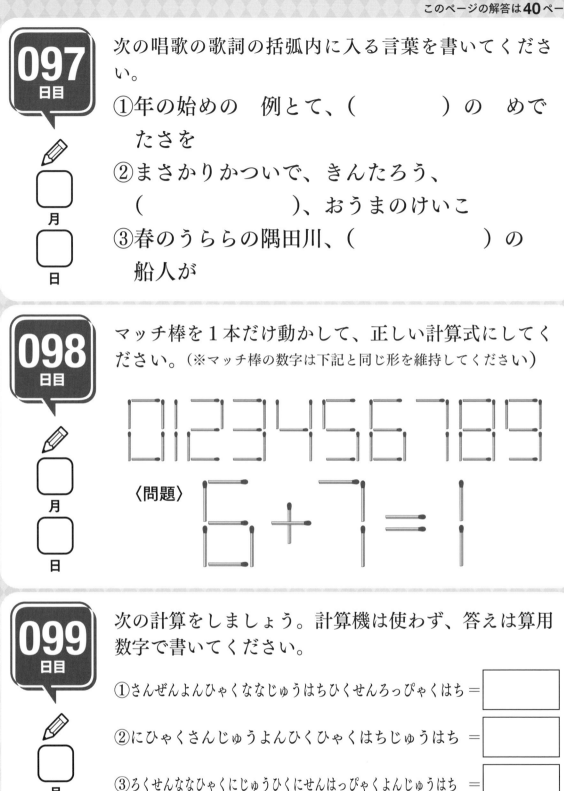

〈問題〉

月

日

099 日目

次の計算をしましょう。計算機は使わず、答えは算用数字で書いてください。

①さんぜんよんひゃくななじゅうはちひくせんろっぴゃくはち ＝ [　　]

②にひゃくさんじゅうよんひくひゃくはちじゅうはち ＝ [　　]

③ろくせんななひゃくにじゅうひくにせんはっぴゃくよんじゅうはち ＝ [　　]

④ごじゅうはちひくにじゅういちひくなな ＝ [　　]

月

日

36ページの解答

【092日目】①C②B③D④E⑤A
【093日目】①15917円②6922円

100日目

□に漢字を入れて熟語を完成させてください。

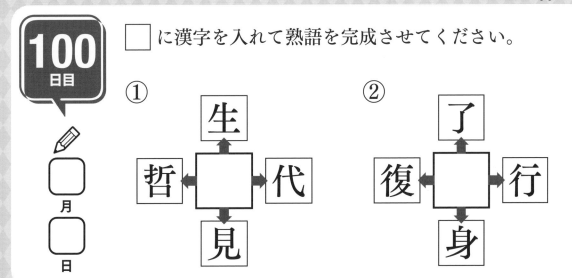

① 生 / 哲 □ 代 / 見
② 了 / 復 □ 行 / 身

月

日

101日目

次のサイコロの見えている3面の数字をたしてください。

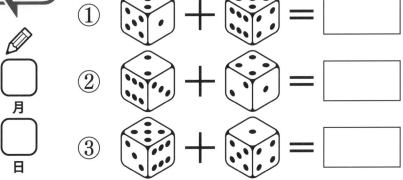

① □ ＋ □ ＝ □

② □ ＋ □ ＝ □

③ □ ＋ □ ＝ □

月

日

102日目

次の漢字の読み方を書いてください。

①塩梅　［　　　］　⑤檜舞台［　　　］

②嚆矢　［　　　］　⑥慈雨　［　　　］

③斟酌　［　　　］　⑦灰汁　［　　　］

④恬淡　［　　　］　⑧閑古鳥［　　　］

103日目

次の計算をしましょう。計算機は使わず、筆算か暗算でお答えください。

月

日

① $(5 + 13) \times 8 \ = \boxed{}$

② $(34 + 70) \times 6 \ = \boxed{}$

③ $(243 - 15) \times 7 = \boxed{}$

④ $(868 - 26) \times 9 = \boxed{}$

104日目

5に9をたし続けて、100にいちばん近づいた二桁の数はいくつになりますか？

月

日

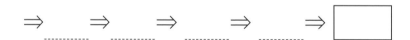

$5 \ \Rightarrow 14 \Rightarrow 23 \Rightarrow \underline{} \Rightarrow \underline{} \Rightarrow \underline{}$

$\Rightarrow \underline{} \Rightarrow \underline{} \Rightarrow \underline{} \Rightarrow \underline{} \Rightarrow \boxed{}$

105日目

□に漢字を入れて四字熟語を完成させてください。

月

日

① 開口□□ …（口を開くやいなや）

② □雄□拠 …（数多くの有力な者たちが、互いに対抗して争うこと）

③ □生□路 …（人として生きてゆく道）

④ 電□石□ …（行動などがまたたくまに行われること）

⑤ □来□劫 …（いつまでも果てしなく続く時間。永遠）

38ページの解答 【097日目】①終なき世②くまにまたがり③のぼりくだり 【098日目】日−ヿ＝ㅣ
【099日目】①1870②46③3872④30

106 日目

括弧の中に入る言葉をA～Eの中から選んでください。

①3世紀後半ごろ、現在の奈良県の豪族を中心とする（　　　）が成立した。
②3世紀ごろから6世紀末までの間、豪族の墓である（　　　）が全国で盛んにつくられた。
③大阪にある（　　　）は、高さ35m・長さ486mもある世界最大規模の墳墓である。
④『古事記』は神話に始まり、初代神武天皇から（　　　）に至る伝承・歴史が記されている。
⑤552年、百済の聖明王が大和朝廷に仏像と経典を献上し、日本に（　　　）が伝わった。

```
A　仁徳天皇陵        D　仏教
B　大和朝廷          E　古墳
C　推古天皇
```

月
日

107 日目

次の計算をしましょう。計算機は使わず、筆算か暗算でお答えください。

①432 ÷ 36 ＝□

②1575 ÷ 21 ＝□

③363 ÷ 33 ＝□

④2407 ÷ 29 ＝□

月
日

108 日目

次の国の首都をA～Eの中から選んでください。

①コスタリカ（　　）
②ドミニカ共和国（　　）
③インドネシア（　　）
④スウェーデン（　　）
⑤バングラデシュ（　　）

```
A　サントドミンゴ
B　サンホセ
C　ダッカ
D　ジャカルタ
E　ストックホルム
```

月
日

109日目

次の言葉の反対語を書いてください。

①和菓子 ⇔ [　　　　　　]

②和解　 ⇔ [　　　　　　]

③理論　 ⇔ [　　　　　　]

④乱世　 ⇔ [　　　　　　]

⑤反対語 ⇔ [　　　　　　]

月

日

110日目

タテの列、ヨコの列、太線で囲まれたブロックに、それぞれ1～4の数字が一つずつ入ります。（ア）～（ウ）のマスに入った数字をお答えください。（解き方は5ページ参照）

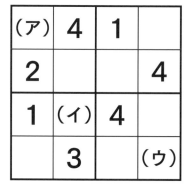

月

日

111日目

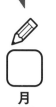

□に漢字を入れて熟語を完成させてください。

①

②

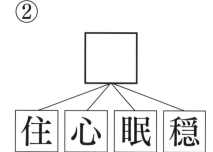

月

日

40ページの解答 【103日目】①144②624③1596④7578【104日目】95
【105日目】①一・番②群・割③人・行④光・火⑤未・永

このページの解答は **45** ページ

112 日目

□に漢字を入れて四字熟語を完成させてください。

① 快□乱□ … （こじれた物事を明快に処理・解決すること）

② 経□済□ … （世の中を治め、民衆を救う）

③ □□混交 … （日本古来の神道信仰と仏教信仰とを融合・調和すること）

④ □神□祇 … （天つ神と国つ神。天地の神々）

⑤ □病息□ … （病気にかからず、わざわいが取りのぞかれること）

✏
○月 ○日

113 日目

それぞれ何時何分かお答えください。

①

②

③

✏
○月 ○日

〈問題〉この時刻の100分前は？　この時刻の55分後は？　この時刻の92分前は？

□時□分　　　□時□分　　　□時□分

114 日目

次の漢字を見ておぼえてください。10秒たったら問題
をかくして、紙に書いてください。
（位置もしっかりおぼえましょう）

✏
○月 ○日

①

足	茶
仏	上

②

我	衣
花	手

41ページの解答 【106日目】①B②E③A④C⑤D 【107日目】①12②75③11④83
【108日目】①B②A③D④E⑤C

115日目

○月 ○日

お金がいくらあるか計算しましょう。

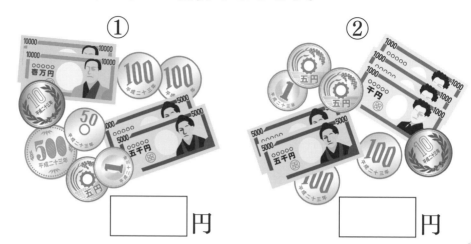

① ②

① ☐ 円

② ☐ 円

116日目

○月 ○日

次の上の句に続く下の句を、A〜Cから選んでください。

①忍ぶれど色に出でにけりわが戀は　　　（　　　）

②奥山に紅葉踏み分け鳴く鹿の　　　　　（　　　）

③天津風雲の通路ふきとぢよ　　　　　　（　　　）
　　　　かよひぢ

A をとめの姿しばしとどめむ
B 物や思ふと人の問ふまで
C 聲きくときぞ秋はかなしき

117日目

○月 ○日

次の計算をしましょう。計算機は使わず、答えは算用数字で書いてください。

①ハッピャクハチジュウキュウヒクゴヒャクナナジュウナナ　＝ ☐

②センサンビャクヨンジュウハチヒクナナヒャクナナジュウハチ　＝ ☐

③ヒャクナナジュウヨンヒクヨンジュウニヒクゴジュウサン　＝ ☐

④イチマンニセンロッピャクゴジュウサンヒクゴセンゴ　＝ ☐

42ページの解答

【109日目】①洋菓子②決裂③実践④治世⑤類語
【110日目】（ア）3（イ）2（ウ）1【111日目】①外②安

118日目

下線を引いたひらがな部分を漢字に直してください。

①<u>じじつ</u>に基づいて判断する。 [　　　　　]

②毎月1日に神社を<u>さんぱい</u>している。 [　　　　　]

③出かける前に<u>ざつよう</u>を済ませた。 [　　　　　]

④お世話になった人に<u>おんがえ</u>しができた。 [　　　　　]

⑤ホエールウオッチングで<u>くじら</u>が泳いでいるのを見た。 [　　　　　]

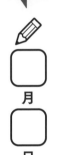

月

日

119日目

□に漢字を入れて熟語を完成させてください。

①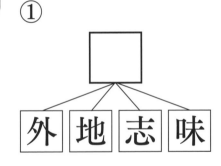

外　地　志　味

②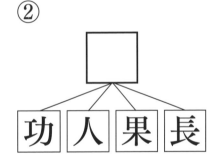

功　人　果　長

月

日

120日目

次の計算をしましょう。計算機は使わず、筆算か暗算でお答えください。

①$54 + 32 + 74 + 28 = $ [　　　]

②$102 - 45 + 87 - 121 = $ [　　　]

③$18 + 95 - 77 + 37 = $ [　　　]

④$350 - 128 - 51 + 99 = $ [　　　]

月

日

43ページの解答

【112日目】①刀・麻②世・民③神・仏④天・地⑤無・災

【113日目】①4時42分②6時50分③12時46分

45

121日目

□に共通する部首は何ですか？

① □巳・□瓜・□守・□虫

② 占・列・者・無（下に□）

③ 干・立・付・合（上に□）

月

日

122日目

次の作品の著者名をA～Eの中から選んでください。

① 『土佐日記』（　　　）
② 『枕草子』（　　　）
③ 『源氏物語』（　　　）
④ 『更級日記』（　　　）
⑤ 『方丈記』（　　　）

A　菅原孝標女
B　鴨長明
C　清少納言
D　紀貫之
E　紫式部

月
日

123日目

かけ算で計算しましょう。（計算方法は5ページ参照）

① 答
7　9　3

② 答
11　4　8

③ 答
22　5　3

月
日

46

44ページの解答

このページの解答は**49**ページ

124日目

□に漢字を入れて四字熟語を完成させてください。

① 呵 呵 □ □ …（からからと大声をはりあげて笑うこと）

② □ □ 伽 藍 …（お寺の建築の総称）

③ □ 小 棒 □ …（物事を大げさにいうこと）

④ □ 奔 □ 走 …（仕事や用事のために、あちこち忙しく駆け回ること）

⑤ □ 鏡 □ 水 …（邪念がまったくなく、静かに澄みきった心境）

🖉

□ 月

□ 日

125日目

それぞれ何個ありますか？

①バナナ⇒□個　②リンゴ⇒□個　③ミカン⇒□個

🖉

□ 月

□ 日

126日目

□□□□にひらがなを入れてことわざを完成させてください。

① □□□□ を叩いて渡る

②勝って □□□□ の緒を締めよ

③三人寄れば □□□□ の知恵

④立っている者は □□□□ でも使え

⑤ □□□□ に小判

⑥目から □□□□ が落ちる

🖉

□ 月

□ 日

45ページ
の解答
【118日目】①事実②参拝③雑用④恩返⑤鯨
【119日目】①意②成　【120日目】①188②23③73④270

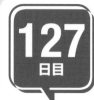

次の計算をしましょう。計算機は使わず、筆算か暗算でお答えください。

① $\boxed{} \times 90 = 7200$

② $\boxed{} \times 64 = 3072$

③ $\boxed{} \times 91 = 1729$

④ $\boxed{} \times 38 = 2546$

月

日

次の漢字の読み方を書いてください。

①漁火　　[　　　　]　⑤百鬼夜行[　　　　]

②鼓吹　　[　　　　]　⑥土砂降[　　　　]

③推敲　　[　　　　]　⑦後釜　　[　　　　]

④店屋物[　　　　]　⑧生粋　　[　　　　]

月

日

次の数字を小さい順に並べ替えてください。

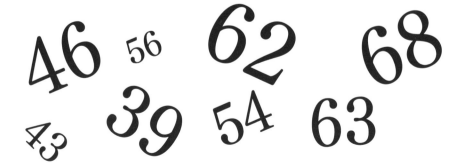

$\boxed{\quad < \quad < \quad < \quad < \quad < \quad < \quad}$

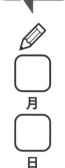
月

日

46ページの解答

【121日目】①けものへん②れっか・れんが③たけかんむり
【122日目】①D②C③E④A⑤B　【123日目】①1701②1408③1650

130日目

□に漢字を入れて四字熟語を完成させてください。

① 格□致□ …（物事の本質までつきつめて知識を深くすること）

② 言行□□ …（口で言うことと行動することがくい違わないこと）

③ 聖□君□ …（知徳にすぐれた理想的な人物）

④ 読□三□ …（四六時中、ひたすら読書にふけること）

⑤ 物見□□ …（名所などを見物して遊びまわること）

月 日

131日目

空欄に入る「符号（＋、－、×、÷）」をお答えください。

① $284 \boxed{} 532 = 816$

② $2400 \boxed{} 75 = 32$

③ $65 \boxed{} 6 = 390$

④ $458 \boxed{} 355 = 103$

月 日

132日目

次の唱歌の歌詞の続きをA〜Cから選んでください。

①箱根の山は　天下の険　　　　　　　　　　（　　　）

②春高楼の花の宴　めぐる盃かげさして　　　（　　　）

③うらのはたけで、ぽちがなく、　　　　　　（　　　）

A 千代の松が枝わけいでし　むかしの光いまいずこ
B しょうじきじいさん、ほったれば
C 函谷関も物ならず

月 日

133 日目

□に漢字を入れて四字熟語を完成させてください。

① 花□風□ …（自然の風物、自然の美のこと）

② 捲□重□ …（敗れた者が、再び勢いを盛り返し、意気込んで攻めて来ること）

③ □載□遇 …（千年に一度しかめぐりあえないような、めったにないよい機会であること）

④ □憂□患 …（内輪、国内の心配事と、外部、国外から攻められる恐れ）

⑤ □職故□ …（朝廷や武家の、儀式・法令・習慣）

月
日

134 日目

次のサイコロの見えていない3面の数字をたしてください。（サイコロは向かい合う面の数字をたすと7になります）

① ＋ ＝ □

② ＋ ＝ □

③ ＋ ＝ □

月
日

135 日目

次の内容に当てはまる偉人の名前をA～Eの中から選んでください。

①蓄音機、白熱電球、活動写真などを生み出し、発明王と呼ばれた。（　　）

②万有引力の法則を発見した。（　　）

③西洋哲学の基礎を築いた古代ギリシャの哲学者。（　　）

④クリミア戦争に看護婦として従軍し、近代看護教育の母と呼ばれた。（　　）

⑤昆虫の行動研究のパイオニアとして知られ、『昆虫記』を著した。（　　）

月
日

A ソクラテス	D ニュートン
B エジソン	E ナイチンゲール
C ファーブル	

48ページの解答

【127日目】①80②48③19④67 【128日目】①いさりび（ぎょか）②こすい③すいこう④てんやもの⑤ひゃっきやこう（ひゃっきやぎょう）⑥どしゃぶり⑦あとがま⑧きっすい 【129日目】39＜43＜46＜54＜56＜62＜63＜68

次の計算をしましょう。計算機は使わず、筆算か暗算でお答えください。

① 53.8 + 69.4 　=

② 104.3 + 29.9 　=

③ 387.2 + 659.4 =

④ 835.8 + 439.2 =

137日目

括弧の中に入る言葉をA～Eの中から選んでください。

①初めての女帝である推古天皇が即位した際、聖徳太子は20歳で（　　　）に就任した。

②聖徳太子は、世襲によらず優秀な人材を採用する（　　　）の制度をつくった。

③「和を以て貴しとなす」で始まる（　　　）で、役人の心がまえや国の理想が示された。

④607年、遣隋使の（　　　）は、隋との対等の立場を強調した国書を携えて海を渡った。

⑤法隆寺が建立されるなど仏教が普及し、日本神道と折衷した（　　　）の考え方が生まれた。

A　十七条の憲法（憲法十七条）	D　小野妹子
B　冠位十二階	E　摂政
C　神仏習合	

138日目

マッチ棒を1本だけ動かして、正しい計算式にしてください。（※マッチ棒の数字は下記と同じ形を維持してください）

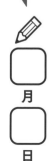
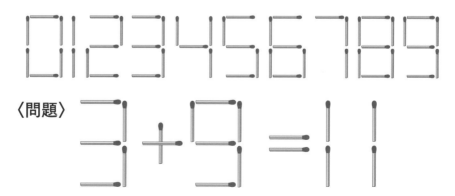

〈問題〉 3＋9＝11

49ページの解答 【130日目】①物・知②一・致③人・子④書・味⑤遊・山
【131日目】①＋②÷③×④－　【132日目】①C②A③B

139日目

かけ算で計算しましょう。（計算方法は5ページ参照）

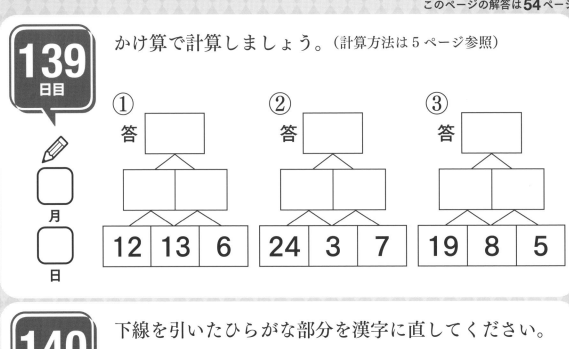

① 答

② 答

③ 答

12	13	6
24	3	7
19	8	5

月

日

140日目

下線を引いたひらがな部分を漢字に直してください。

①古い友人たちと<u>むかしばなし</u>で盛り上がった。［　　　　　］

②記念日に<u>ふんぱつ</u>してご馳走を食べた。［　　　　　］

③パソコンの<u>でんげん</u>を切った。［　　　　　］

④青々と<u>しげ</u>った楠木の大木。［　　　　　］

⑤お寺の<u>いしだん</u>を数えながら登った。［　　　　　］

月

日

141日目

タテの列、ヨコの列、太線で囲まれたブロックに、それぞれ1～4の数字が一つずつ入ります。（ア）～（ウ）のマスに入った数字をお答えください。（解き方は5ページ参照）

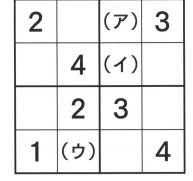

2		（ア）	3
	4	（イ）	
	2	3	
1	（ウ）		4

月

日

50ページの解答

【133日目】①鳥・月②土・来③千・一④内・外⑤有・実
【134日目】①21②23③18 【135日目】①B②D③A④E⑤C

142日目

📝

月

日

（A）と（B）どちらのお金が多いでしょうか。

（A）

（B）

143日目

📝

月

日

□ に漢字を入れて四字熟語を完成させてください。

① □ 慨 □ 量 … （はかり知れないほど大きく心を動かすこと）

② 厚 顔 □ □ … （厚かましく、恥知らずなさま）

③ □ □ 未 踏 … （今までだれも到達していないこと）

④ □ 攻 □ 落 … （攻めづらく、容易に陥落しないこと）

⑤ 立 □ 出 □ … （高い地位・身分を得て、世に認められること）

144日目

📝

月

日

次の計算をしましょう。計算機は使わず、答えは算用数字で書いてください。

①ごひゃくろくじゅうななひくにひゃくはちじゅうにひくはち ＝ □

②はちまんななせんよんひゃくはちじゅうきゅうひくろくまんじゅうはち ＝ □

③にひゃくよんじゅうごひくじゅうはちひくきゅうじゅうに ＝ □

④ろくせんろっぴゃくななじゅうひくにせんななひゃくにじゅうきゅう ＝ □

51ページ
の解答

【136日目】①123.2②134.2③1046.6④1275
【137日目】①E②B③A④D⑤C 【138日目】2+9=11

145日目

□ に共通する部首は何ですか？

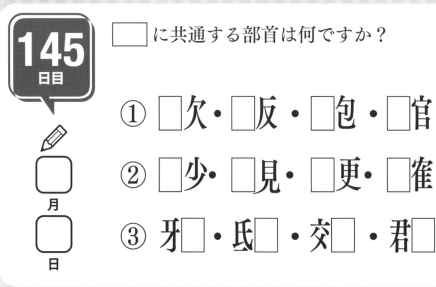

① □次・□反・□包・□官

② □少・□見・□更・□催

③ 牙□・氏□・交□・君□

月

日

146日目

次の計算をしましょう。計算機は使わず、筆算か暗算でお答えください。

① 98.2 − 66.6　＝□

② 143.4 − 82.8　＝□

③ 421.9 − 199.3　＝□

④ 1182.4 − 698.5 ＝□

月

日

147日目

それぞれ何時何分かお答えください。

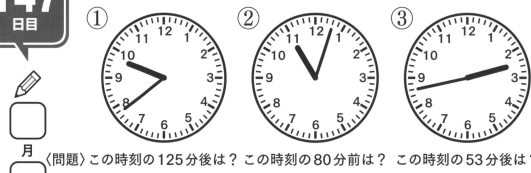

① ② ③

月

日

〈問題〉この時刻の125分後は？　この時刻の80分前は？　この時刻の53分後は？

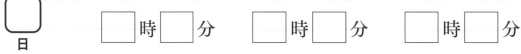

□時□分　　□時□分　　□時□分

52ページの解答【139日目】①12168②1512③6080
【140日目】①昔話②奮発③電源④茂⑤石段【141日目】（ア）4（イ）1（ウ）3

このページの解答は **57** ページ

148日目

次の作品の著者名をA～Eの中から選んでください。

① 『徒然草』 （　　　　）
② 『風姿花伝』 （　　　　）
③ 『曽根崎心中』（　　　　）
④ 『おくのほそ道』（　　　　）
⑤ 『おらが春』 （　　　　）

| A 近松門左衛門 |
| B 吉田兼好 |
| C 小林一茶 |
| D 世阿弥 |
| E 松尾芭蕉 |

月

日

149日目

次の言葉の反対語を書いてください。

① 楽観 ⇔ [　　　　　]
② 利益 ⇔ [　　　　　]
③ 離陸 ⇔ [　　　　　]
④ 理性 ⇔ [　　　　　]
⑤ 冷房 ⇔ [　　　　　]

月

日

150日目

次の記号を見ておぼえてください。15秒たったら問題をかくして、紙に書いてください。
（位置もしっかりおぼえましょう）

月

日

①

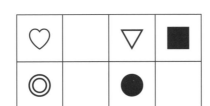

②

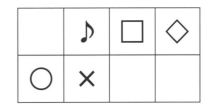

151 日目

□に漢字を入れて四字熟語を完成させてください。

① 緩□自□ …（遅いのと速いのとを、思うままに操ること）

② □平□私 …（一方にかたよることなく平等な態度でのぞみ、私心をさしはさまないこと）

③ □変□化 …（いろいろ、さまざまに変化すること）

④ 日□月□ …（日に月にたゆみなく急速に進歩していくこと）

⑤ □□協定 …（互いに相手を信頼して結ぶ取りきめのこと）

月

日

152 日目

次の漢字の読み方を書いてください。

①韋駄天 [　　　] ⑤豹変 [　　　]

②言霊 [　　　] ⑥俄雨 [　　　]

③杜撰 [　　　] ⑦数多 [　　　]

④登竜門 [　　　] ⑧奇天烈 [　　　]

月

日

153 日目

次の計算をしましょう。計算機は使わず、筆算か暗算でお答えください。

① $58.9 + 88.3 - 45.3 = \boxed{}$

② $113.2 - 65.9 + 322.5 = \boxed{}$

③ $492.8 + 165.3 - 292.9 = \boxed{}$

④ $863.1 - 462.7 - 142.3 = \boxed{}$

54ページの解答 【145日目】①しょくへん②いしへん③おおざと 【146日目】①31.6②60.6③222.6④483.9 【147日目】①11時44分②9時43分③3時36分

154
日目

次の漢字を見ておぼえてください。10秒たったら問題
をかくして、紙に書いてください。
（位置もしっかりおぼえましょう）

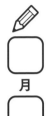

月

日

①
主	月
暖	油

②
完	文
横	買

155
日目

それぞれ何個ありますか？

①かき⇒☐個　②モモ⇒☐個　③ブドウ⇒☐個

月

日

156
日目

下線を引いたひらがな部分を漢字に直してください。

①<u>げんかん</u>に門松を立てた。　　　　　　［　　　　　］

②<u>しょさい</u>で本を読む。　　　　　　　　　［　　　　　］

③町内で<u>ひなん</u>訓練を実施した。　　　　　［　　　　　］

④<u>てんぼうだい</u>から素晴らしい景色が見えた。［　　　　　］

⑤外来語は<u>かたかな</u>で表記する。　　　　　［　　　　　］

月

日

157日目

□に漢字を入れて四字熟語を完成させてください。

① 勧□懲□ …（善事を奨励し、悪事を懲らしめること）

② 呉越□□ …（敵味方、あるいは仲の悪い者どうしが同じ場所にいること）

③ □力投□ …（仕事や任務に全力を傾注すること）

④ 破□一□ …（顔をほころばして笑うこと）

⑤ 和□愛□ …（おだやかな顔つきと親愛の情がこもった言葉づかい）

月 日

158日目

□□□にひらがなを入れてことわざを完成させてください。

① 可愛い子には□□□をさせよ

② 禍福は糾える□□□の如し

③ □□□は小説よりも奇なり

④ □□□から牡丹餅

⑤ 能ある鷹は□□□を隠す

⑥ 目は□□□ほどに物を言う

月 日

159日目

次の計算をしましょう。計算機は使わず、筆算か暗算でお答えください。

① $72.7 + \boxed{} + 39.4 = 177.4$

② $240.2 + \boxed{} + 95.9 = 369.4$

③ $188.3 + \boxed{} - 224.3 = 316.7$

④ $763.1 - \boxed{} + 665.6 = 1011.2$

月 日

56ページの解答

【151日目】①急・在②公・無③千・万④進・歩⑤紳・士【152日目】①いだてん②ことだま③ずさん④とうりゅうもん⑤ひょうへん⑥にわかあめ⑦あまた（すうた）⑧きてれつ【153日目】①101.9②369.8③365.2④258.1

160日目

次の漢字の読み方を書いてください。

①一蓮托生［　　　　　］　⑤風情　　［　　　　　］

②言祝ぐ　［　　　　　］　⑥春雨　　［　　　　　］

③星霜　　［　　　　　］　⑦安堵　　［　　　　　］

④棟梁　　［　　　　　］　⑧金字塔［　　　　　］

月　日

161日目

次の内容に当てはまる偉人の名前をA〜Eの中から選んでください。

①「運命」「田園」「エリーゼのために」などを作曲し、楽聖と呼ばれた。　（　　　　）

②『若きウェルテルの悩み』『ファウスト』などを著したドイツの文豪。　（　　　　）

③「奴隷解放の父」とも呼ばれる第16代アメリカ合衆国大統領。　（　　　　）

④蒸気機関を改良し、世界の産業革命の進展に貢献した。　（　　　　）

⑤貧困や病気に苦しむ人々の救済に努め、ノーベル平和賞を受賞した。　（　　　　）

A　ワット	D　リンカーン
B　マザー・テレサ	E　ベートーベン
C　ゲーテ	

月　日

162日目

（A）と（B）どちらのお金が多いでしょうか。

（A）

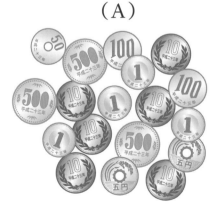

（B）

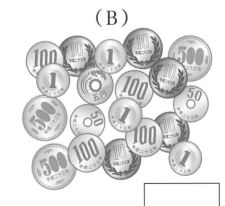

月　日

163日目

月

日

□に漢字を入れて四字熟語を完成させてください。

① 旱□慈□ …（ひでりのときに降る恵みの雨）

② 国□無□ …（一国中で並ぶ者のない、最も傑出した人物）

③ 創□工□ …（ものを新たに考えだし、いろいろな手段をめぐらすこと）

④ 紆□曲□ …（事情がこみいって、複雑な経過をたどること）

⑤ 和□洋□ …（日本固有の精神と西洋の学問）

164日目

月

日

次の計算をしましょう。計算機は使わず、筆算か暗算でお答えください。

① $23.5 \times 16.8 =$ □

② $53.5 \times 38.6 =$ □

③ $19.6 \times 65.5 =$ □

④ $46.8 \times 88.5 =$ □

165日目

月

日

次の唱歌の歌詞の括弧内に入る言葉を書いてください。

①もういくつねると　お正月　お正月には（　　　　　）
　こまをまわして　遊びましょう

②もしもし、かめよ、かめさんよ、（　　　　　）、お
　まえほど

③ここは御国を何百里（　　　　　）の　赤い夕日に
　照らされて　友は野末の石の下

58ページの解答

【157日目】①善・悪②同・舟③全・球④顔・笑⑤顔・語【158日目】①たび②なわ③じじつ④たな⑤つめ⑥くち【159日目】①65.3②33.3③352.7④417.5

166 日目

かけ算で計算しましょう。（計算方法は5ページ参照）

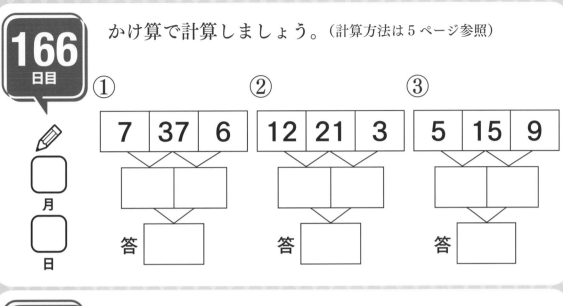

①

| 7 | 37 | 6 |

答 □

②

| 12 | 21 | 3 |

答 □

③

| 5 | 15 | 9 |

答 □

○月 ○日

167 日目

括弧の中に入る言葉をA～Eの中から選んでくださ
い。

①中大兄皇子と中臣鎌足は蘇我氏を滅ぼし、日本初の年号を立てて、（　　　）を推進した。

②皇位継承をめぐって（　　　）が起こり、勝利した大海人皇子が天武天皇として即位した。

③710年、唐の長安を参考にして奈良に（　　　）がつくられ、非常に繁栄した。

④712年に『古事記』が、720年に（　　　）が完成し、日本の歴史が詳細に記述された。

⑤聖武天皇のお后である光明皇后は、（　　　）・施薬院を建てるなど福祉活動に努めた。

A	『日本書紀』	D	悲田院
B	大化の改新	E	平城京
C	壬申の乱		

○月 ○日

168 日目

タテの列、ヨコの列、太線で囲まれたブロックに、そ
れぞれ1～4の数字が一つずつ入ります。（ア）～（ウ）
のマスに入った数字をお答えください。（解き方は5ペー
ジ参照）

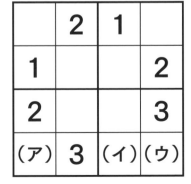

	2	1	
1			2
2			3
(ア)	3	(イ)	(ウ)

○月 ○日

59ページ
の解答
【160日目】①いちれんたくしょう②ことほ③せいそう④とうりょう⑤ふぜい⑥はる
さめ⑦あんど⑧きんじとう　【161日目】①E②C③D④A⑤B　【162日目】B

169 日目

□に同じ漢字を入れて、四字熟語を完成させてください。

✏️
○ 月
○ 日

① 以□伝□ …（考えや思いを言葉を使わずに、互いの心から心に伝えること）

② 海□山□ …（さまざまな経験を積んで、物事の裏表に通じ悪賢いこと）

③ □分□厘 …（予想・推測などがほとんど確実であること）

④ □由□在 …（思いのままにすること。意のままであること）

⑤ □撓□屈 …（どんな困難にもくじけないこと）

170 日目

次の数字を大きい順に並べ替えてください。

✏️
○ 月
○ 日

65　53　58　67

74　78　63　76

□ > □ > □ > □ > □ > □ > □

171 日目

マッチ棒を1本だけ動かして、正しい計算式にしてください。（※マッチ棒の数字は下記と同じ形を維持してください）

✏️
○ 月
○ 日

0 1 2 3 4 5 6 7 8 9

〈問題〉　3－8＝0

60ページの解答

【163日目】①天・雨②士・双③意・夫④余・折⑤魂・才　【164日目】①394.8②2065.1③1283.8④4141.8　【165日目】①凧あげて②せかいのうちに③離れて遠き満州

このページの解答は**65**ページ

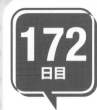

172
日目

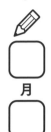

○月
○日

次の和歌の空欄に入る言葉を、A〜Eから一つ選んで
ください。

①君がためはるの野に出でて若菜つむわが
　（　　　）にゆきはふりつつ

②足曳の（　　　）の尾のしだり尾の長々
　し夜を獨りかも寝む

③春すぎて夏きにけらし（　　　）の衣干
　てふ天のかぐ山

A	白妙
B	鶏
C	山鳥
D	衣手
E	白菊

173
日目

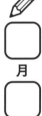

○月
○日

次の計算をしましょう。計算機は使わず、答えは算用
数字で書いてください。

①ゴセンナナヒャクサンジュウサンヒクセンヨンヒャクキュウジュウキュウ＝

②サンビャクゴジュウゴヒクナナジュウヨンヒクヒャクヨンジュウ＝

③ナナマンニヒャクロクジュウハチヒクゴマンゴセンニジュウニ＝

④ハチジュウハチヒクニジュウサンヒクサンジュウハチ＝

174
日目

○月
○日

次の計算をしましょう。計算機は使わず、筆算か暗算
でお答えください。

① $13.5 \times 35 + 53.2 =$

② $27 \times 31.3 + 88.8 =$

③ $85.4 \times 8 - 420.3 =$

④ $77.6 \times 31 - 739.3 =$

61ページ
の解答

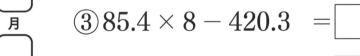

【166日目】①57498②15876③10125【167日目】①B②C③E④A⑤D
【168日目】（ア）4（イ）2（ウ）1

175 日目

□に同じ漢字を入れて、四字熟語を完成させてください。

① □期□会 …（一生に一度会うこと）

② 得□勝□ …（身勝手。わがまま）

③ □三□四 …（たびたび。くり返しくり返し）

④ □人□色 …（好みや考え方、性格などが、人によってそれぞれ違うこと）

⑤ □思□愛 …（互いに慕い愛し合うこと）

月
日

176 日目

下の立体を①〜③それぞれの方向から見たときの形を、（ア）〜（ウ）から選んでください。

①上 ［　　　］

②横 →

③正面 ［　　　］

（ア）　　（イ）　　（ウ）

月
日

177 日目

下線を引いたひらがな部分を漢字に直してください。

①除夜の<u>かね</u>が鳴り響いている　　　　　［　　　　］

②美術館で版画の<u>てんらんかい</u>を見た。［　　　　］

③トレーニングをして足腰の<u>きんにく</u>を鍛える。［　　　　］

④<u>はんだん</u>が難しい状況に直面する。　［　　　　］

⑤彼女のこれまでの努力は<u>なみたいてい</u>ではない。［　　　　］

月
日

62ページの解答

【169日目】①心②千③九④自⑤不
【170日目】78＞76＞74＞67＞65＞63＞58＞53　【171日目】 9−9＝0

178 日目

次の数字を見ておぼえてください。10秒たったら問題をかくして、紙に書いてください。
（位置もしっかりおぼえましょう）

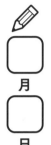

月

日

①

7	54
89	6

②

45	73
2	8

179 日目

次のサイコロの<u>見えている3面</u>の数字をたしてください。

月

日

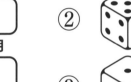

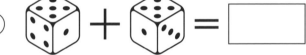

① ＋ ＝ ⬜

② ＋ ＝ ⬜

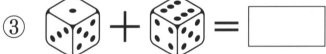

③ ＋ ＝ ⬜

180 日目

次の漢字の読み方を書いてください。

①畏友　　［　　　　　］　⑤懐刀　　［　　　　　］

②御幣　　［　　　　　］　⑥東風　　［　　　　　］

③碩学　　［　　　　　］　⑦許嫁　　［　　　　　］

④独壇場　［　　　　　］　⑧捲土重来［　　　　　］

【172日目】①D②C③A　【173日目】①4234②141③15246④27
【174日目】①525.7②933.9③262.9④1666.3

65

181
日目

次の計算をしましょう。計算機は使わず、筆算か暗算
でお答えください。

月
日

① 1256 ＋ 867 ＝ □

② 4372 － 1982 ＝ □

③ 83 × 85 ＝ □

④ 4088 ÷ 73 ＝ □

182
日目

□ に同じ漢字を入れて、四字熟語を完成させてください。

月
日

① □ 念 □ 想 … （心に何も考えないこと）

② 傍 □ 八 □ … （第三者の立場から見ると、物事の是非が当事者よりもはっきり見えること）

③ 三 三 □ □ … （少人数がまばらに行くこと。人や物があちこち点在すること）

④ □ 利 □ 欲 … （個人的な利益だけを考えて行動しようとする欲望）

⑤ □ 断 □ 決 … （ぐずぐずしないで、その場で決めること）

183
日目

次の計算をしましょう。計算機は使わず、筆算か暗算
でお答えください。

月
日

① 25387 ＋ □ ＝ 72630

② 85846 － □ ＝ 11115

③ 2929 × □ ＝ 1016363

④ 186304 ÷ □ ＝ 284

64ページ
の解答

【175日目】①一②手③再④十⑤相 【176日目】①（ウ）②（イ）③（ア）
【177日目】①鐘②展覧会③筋肉④判断⑤並大抵

184日目

次の言葉の反対語を書いてください。

月

日

① 夜勤　⇔　[　　　　　　　]

② 優勢　⇔　[　　　　　　　]

③ 消費　⇔　[　　　　　　　]

④ 理性　⇔　[　　　　　　　]

⑤ 予習　⇔　[　　　　　　　]

185日目

次の作品の著者名をA～Eの中から選んでください。

月

日

① 『東海道中膝栗毛』（　　　）

② 『世間胸算用』　　（　　　）

③ 『雨月物語』　　　（　　　）

④ 『南総里見八犬伝』（　　　）

⑤ 『蘭学事始』　　　（　　　）

A	曲亭（滝沢）馬琴
B	杉田玄白
C	十返舎一九
D	上田秋成
E	井原西鶴

186日目

（A）と（B）どちらのお金が多いでしょうか。

月

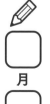

日

（A）

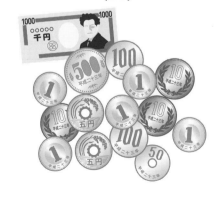

（B）

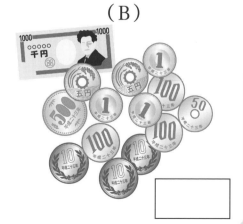

【179日目】①23②19③24【180日目】①いゆう②ごへい③せきがく④どくだんじょう⑤ふところがたな⑥こち（あゆ・こちかぜ・とうふう）⑦いいなずけ⑧けんどちょうらい

187 日目

□□□□にひらがなを入れてことわざを完成させてください。

① 犬も歩けば □□□□ に当たる

② 壁に耳あり □□□□ に目あり

③ 親しき中にも □□□□ あり

④ □□□□ は道連れ世は情け

⑤ 腹が減っては □□□□ ができぬ

⑥ 門前の □□□□ 習わぬ経を読む

月 日

188 日目

次の言葉と似た意味を持つ言葉を □ の中から選んでください。

① 佳味 ＝ [　　　]　　③ 数多 ＝ [　　　]

② 合唱 ＝ [　　　]　　④ 非凡 ＝ [　　　]

月 日

斉唱・賞味・傑出・合掌・非情・大量・美味・数奇

189 日目

□ に同じ漢字を入れて、四字熟語を完成させてください。

① □喜□憂 …（状況の変化によって、喜んだり心配したりすること）

② □□怪怪 …（常識では理解できないような不思議な出来事）

③ □角□面 …（非常にまじめなこと。厳格で堅苦しいこと）

④ 正正□□ …（卑怯なやり方でなく、態度が公明正大であること）

⑤ □材□所 …（そのことに適した才能をもつ人を、適した任務や地位につけること）

月 日

このページの解答は**71**ページ

190 日目

□に共通する部首は何ですか？

① □二・□ム・□士・□山

② □十・□丁・□谷・□失

③ □也・□反・□方・□平

月

日

191 日目

タテの列、ヨコの列、太線で囲まれたブロックに、それぞれ1～4の数字が一つずつ入ります。（ア）～（ウ）のマスに入った数字をお答えください。（解き方は5ページ参照）

1		（イ）	4
（ア）	4	1	
	3	4	（ウ）
			3

月

日

192 日目

次の都市を首都とする国をA～Eの中から選んでください。

①ニューデリー（　　　）

②パリ　　　　（　　　）

③ブカレスト　（　　　）

④ブダペスト　（　　　）

⑤プラハ　　　（　　　）

A ルーマニア
B ハンガリー
C インド
D フランス
E チェコ

67ページの解答 【184日目】①日勤②劣勢③生産④感情⑤復習
【185日目】①C②E③D④A⑤B 【186日目】B

193
日目

次の記号を見ておぼえてください。15秒たったら問題をかくして、紙に書いてください。
（位置もしっかりおぼえましょう）

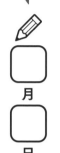

月

日

①

②

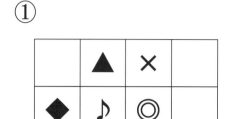

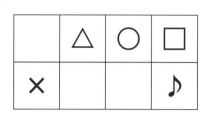

194
日目

次の計算をしましょう。計算機は使わず、筆算か暗算でお答えください。

①$34 + 83 + 29 + 60$　$=$ ☐

②$453 - 66 - 92 + 22$　$=$ ☐

③$59 + 249 - 131 + 590$　$=$ ☐

④$922 - 637 + 399 - 512$　$=$ ☐

月

日

195
日目

それぞれ何匹（何頭）いますか？

①トラ⇒☐頭　②サル⇒☐匹　③ブタ⇒☐匹

月

日

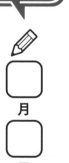

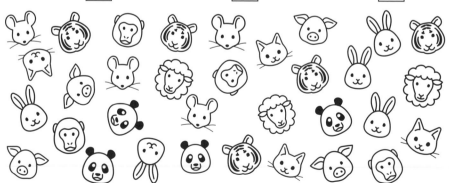

70

68ページの解答

【187日目】①ぼう②しょうじ③れいぎ④たび⑤いくさ⑥こぞう
【188日目】①美味②斉唱③大量④傑出　【189日目】①一②奇③四④堂⑤適

196 日目

□に同じ漢字を入れて、四字熟語を完成させてください。

① □朝□夕 …（ひと朝かひと晩かのうち）

② □理□論 …（観念的すぎて役に立たない考え）

③ □□白白 …（疑う余地がないこと）

④ □心□意 …（私欲をまじえることのない、純粋なまごころ）

⑤ □戦□勝 …（どんな戦いにもかならず勝つ。連戦連勝、常勝のこと）

月

日

197 日目

時計が鏡に映って左右反転しています。時刻は何時何分ですか？

① ② ③

□時□分　□時□分　□時□分

月

日

198 日目

次の計算をしましょう。計算機は使わず、答えは算用数字で書いてください。

①ごじゅうにかけるろくかけるはち　＝□

②ななかけるじゅうよんかけるろく　＝□

③さんじゅうにかけるよんじゅうご　＝□

④きゅうかけるさんかけるにじゅうよん　＝□

月

日

199日目

次の唱歌の歌詞の続きをA〜Cから選んでください。

①なじかは知らねど心わびて、　　　　　　　（　　　）
②あたまを雲の上に出し、四方の山を見おろして、（　　　）
③春が来た　春が来た　どこに来た。　　　　（　　　）

A 昔の伝説（つたえ）はそぞろ身にしむ。
B 山に来た　里に来た、野にも来た。
C かみなりさまを下にきく、ふじは日本一の山。

月
日

200日目

かけ算で計算しましょう。（計算方法は5ページ参照）

① | 10 | 2 | 57 |
答

② | 14 | 6 | 31 |
答

③ | 22 | 8 | 33 |
答

月
日

201日目

次の内容に当てはまる偉人の名前をA〜Eの中から選んでください。

①江戸時代後期、昌平坂学問所の儒官を務め、幕末の志士たちに影響を与えた。（　　　）
②「日本資本主義の父」と呼ばれ、『論語と算盤』で有名な大実業家。（　　　）
③『武士道』の著者で、国際連盟で要職に就き、国際平和に尽くした。（　　　）
④米沢藩主として藩の財政を立て直し、「なせばなる」の名言を残した。（　　　）
⑤江戸時代初期の儒学者で、多くの門人を育てて「近江聖人」と呼ばれた。（　　　）

A 上杉鷹山　　　D 渋沢栄一
B 中江藤樹　　　E 新渡戸稲造
C 佐藤一斎

月
日

70ページの解答 【194日目】①206②317③767④172
【195日目】①5頭②4匹③4匹

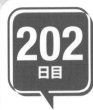

202日目

次の計算をしましょう。計算機は使わず、筆算か暗算でお答えください。

① $92 \times 3 + \boxed{} = 701$

② $465 \div 5 + \boxed{} = 141$

③ $8721 \div 3 - \boxed{} = 2682$

④ $39 \times 8 - \boxed{} = 162$

月

日

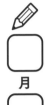

203日目

マッチ棒を1本だけ動かして、正しい計算式にしてください。（※マッチ棒の数字は下記と同じ形を維持してください）

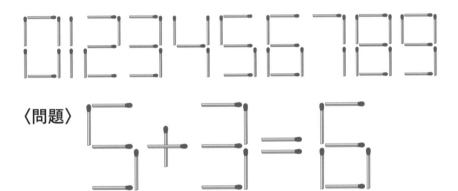

〈問題〉

月

日

204日目

下線を引いたひらがな部分を漢字に直してください。

①手紙を投函する前に宛名を<u>かくにん</u>した。［　　　　］

②家事は家族みんなで<u>ぶんたん</u>している。［　　　　］

③最近のお菓子は<u>さとう</u>が控えめなものが多い。［　　　　］

④<u>やさい</u>中心の食生活。［　　　　］

⑤<u>かんき</u>の輪が広がる。［　　　　］

月

日

このページの解答は**76**ページ

205日目

次の漢字の読み方を書いてください。

①空蝉 ［　　　　］　　⑤辟易 ［　　　　］

②権化 ［　　　　］　　⑥疾風 ［　　　　］

③折衷 ［　　　　］　　⑦十六夜 ［　　　　］

④土壇場 ［　　　　］　　⑧小粋 ［　　　　］

月

日

206日目

次の言葉と似た意味を持つ言葉を □ の中から選んでください。

①一礼＝ ［　　　　］　　③秀麗＝ ［　　　　］

②炎暑＝ ［　　　　］　　④平穏＝ ［　　　　］

無事・避暑・一瞥・酷暑・会釈・優美・秀才・平坦

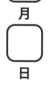

月

日

207日目

次の数字を見ておぼえてください。10秒たったら問題をかくして、紙に書いてください。

（位置もしっかりおぼえましょう）

①

20	31
95	2

②

1	78
74	83

月

日

74

72ページ の解答

【199日目】①A②C③B 【200日目】①2280②15624③46464
【201日目】①C②D③E④A⑤B

208 日目

下線を引いたひらがな部分を漢字に直してください。

①パソコン作業用の<u>つくえ</u>を購入した。［　　　　　］

②毎朝、窓を開けて<u>しんこきゅう</u>をしている。［　　　　　］

③時間がなかったので、<u>昼食はかんたん</u>に済ませた。［　　　　　］

④スマートフォンで大雨の<u>けいほう</u>が鳴った。［　　　　　］

⑤<u>げんざい</u>・過去・未来。［　　　　　］

月
日

209 日目

次の計算をしましょう。計算機は使わず、筆算か暗算でお答えください。

① $86 \times 22 + 321 = \boxed{}$

② $43 \times 34 + \boxed{} = 2340$

③ $99 \times \boxed{} + 551 = 1343$

④ $\boxed{} \times 18 + 259 = 1465$

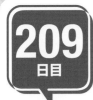
月
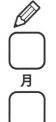
日

210 日目

次の言葉の反対語を書いてください。

①正夢　⇔　［　　　　　］

②未知　⇔　［　　　　　］

③無罪　⇔　［　　　　　］

④明　⇔　［　　　　　］

⑤目測　⇔　［　　　　　］

月
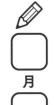
日

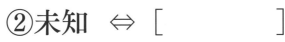

211
日目

お金がいくらあるか計算しましょう。

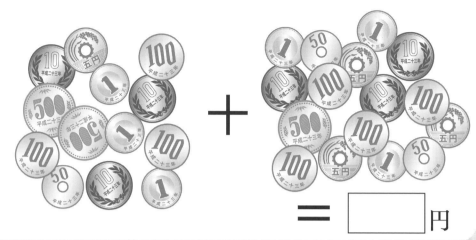

$=$ ［　　　　］円

212
日目

次の言葉と似た意味を持つ言葉を □ の中から選んでください。

①一致 ＝ ［　　　　　　］　　③美麗 ＝ ［　　　　　　］

②怪異 ＝ ［　　　　　　］　　④絆　 ＝ ［　　　　　　］

致知・絢爛・組紐・合致・面妖・美醜・怪演・紐帯

213
日目

次の計算をしましょう。計算機は使わず、筆算か暗算でお答えください。

①$33 \times 55 - 888$　　　$=$ ［　　　　］

②$17 \times 71 -$ ［　　　　］ $= 652$

③$38 \times$ ［　　　　］ $- 156 = 376$

④［　　　　］ $\times 37 - 1471 = 1119$

74ページ
の解答

【205日目】①うつせみ②ごんげ③せっちゅう④どたんば⑤へきえき⑥しっぷう・はやて⑦いざよい⑧こいき　【206日目】①会釈②酷暑③優美④無事

214 日目

にひらがなを入れてことわざを完成させてください。

① 井の中の [　　　] 大海を知らず

② [　　　] の甲より年の劫

③ 柔よく [　　　] を制す

④ 治に居て [　　　] を忘れず

⑤ [　　　] 八分目に医者いらず

⑥ 李下に [　　　] を正さず

月 ◯

日 ◯

215 日目

次のサイコロの見えていない3面の数字をたしてください。（サイコロは向かい合う面の数字をたすと7になります）

① 🎲 ＋ 🎲 ＝ [　　　]

② 🎲 ＋ 🎲 ＝ [　　　]

③ 🎲 ＋ 🎲 ＝ [　　　]

月 ◯

日 ◯

216 日目

括弧の中に入る言葉をA～Eの中から選んでください。

① 794年、（　　　）は都を奈良から現在の京都に移し、平安京を築いた。

② 平安時代には藤原氏が勢力を伸ばし、（　　　）を行なって政治の実権を握った。

③ 仮名文字が普及して女流文学が発展し、紫式部は世界最古の長編小説（　　　）を書いた。

④ 平安後期、院政を始めた（　　　）が武士団を警護に用いたことで、武士の台頭を招いた。

⑤ 平清盛は太政大臣となって隆盛を極めたが、（　　　）に敗れて平氏は滅亡した。

A	『源氏物語』	D	桓武天皇
B	摂関政治	E	白河上皇
C	源平合戦		

月 ◯

日 ◯

75ページ
の解答
【208日目】①机②深呼吸③簡単④警報⑤現在
【209日目】①2213②878③8④67　【210日目】①逆夢②既知③有罪④暗⑤実測

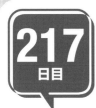

217日目

次の計算をしましょう。計算機は使わず、筆算か暗算でお答えください。

① $44 + 33 + 77 + \boxed{} = 212$

② $350 - 159 + \boxed{} - 94 = 183$

③ $97 + \boxed{} - 142 + 89 = 112$

④ $\boxed{} - 356 + 911 - 635 = 606$

218日目

次の言葉と似た意味を持つ言葉を □ の中から選んでください。

①昇級＝［　　　］　③能力＝［　　　］

②豪語＝［　　　］　④細流＝［　　　］

上昇・進言・大言・清浄・腕前・昇格・小川・腕白

219日目

次の計算をしましょう。計算機は使わず、答えは算用数字で書いてください。

①ジュウゴカケルロクカケルニ ＝ □

②ハチカケルニジュウニカケルヨン ＝ □

③ロクジュウハチカケルナナジュウキュウ ＝ □

④ヒャクハチカケルハチカケルゴ ＝ □

このページの解答は80ページ

220
日目

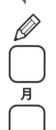

月

日

次の和歌を詠んだ歌人の名前を、A～Cから選んでください。

① 千早振る神代もきかず龍田川から紅に水くくるとは　（　　　）

② 花の色は移りにけりないたづらにわが身世にふるながめせしまに　（　　　）

③ 是れやこの行くもかへるも別れては知るもしらぬも逢坂の關　（　　　）

A 小野小町
B 蟬丸
C 在原業平朝臣

221
日目

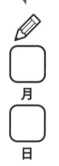

月

日

時計が鏡に映って左右反転しています。時刻は何時何分ですか？

①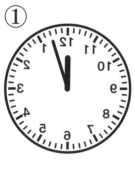
②
③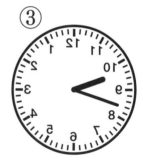

①　□時□分　　②　□時□分　　③　□時□分

222
日目

月

日

次の作品の著者名をA～Eの中から選んでください。

① 『浮雲』　（　　　）

② 『こころ』　（　　　）

③ 『武士道』　（　　　）

④ 『トロッコ』（　　　）

⑤ 『陰翳礼讃』（　　　）

A 芥川龍之介
B 新渡戸稲造
C 夏目漱石
D 谷崎潤一郎
E 二葉亭四迷

【214日目】①かわず②かめ③ごう④らん⑤はら⑥かんむり
【215日目】①19②22③16【216日目】①D②B③A④E⑤C

223日目

□に共通する部首は何ですか？

① □子・□口・□又・□少

② □ム・□也・□尓・□長

③ □ム・□火・□少・□必

月

日

224日目

それぞれ何匹（何頭）いますか？

①パンダ⇒□頭　②ゾウ⇒□頭　③ネコ⇒□匹

月

日

225日目

次の漢字の読み方を書いてください。

①胡乱　　［　　　　　　］　⑤木訥　　［　　　　　　］

②五月雨　［　　　　　　］　⑥野分　　［　　　　　　］

③刹那　　［　　　　　　］　⑦居候　　［　　　　　　］

④共白髪　［　　　　　　］　⑧声色　　［　　　　　　］

月

日

78ページ
の解答
【217日目】①58②86③68④686 【218日目】①昇格②大言③腕前④小川
【219日目】①180②704③5372④4320

次の計算をしましょう。計算機は使わず、筆算か暗算でお答えください。

① $1085 - 15 \times 12 =$ ☐

② $792 + 33 \times 24 =$ ☐

③ $565 - 25 \times 11 =$ ☐

④ $382 + 54 \times 22 =$ ☐

月

日

次の言葉と似た意味を持つ言葉を ☐ の中から選んでください。

①初秋＝［　　　］　　③打撃＝［　　　］

②時流＝［　　　］　　④景勝＝［　　　］

初春・早秋・景品・風光・潮流・直流・痛手・打撲

月

日

次の数字を見ておぼえてください。10秒たったら問題をかくして、紙に書いてください。
（位置もしっかりおぼえましょう）

①

67	5
88	34

②

72	14
8	21

月

日

229
日目

次の言葉の反対語を書いてください。

①舶来 ⇔ [　　　　　　]

②日陰 ⇔ [　　　　　　]

③平地 ⇔ [　　　　　　]

④平凡 ⇔ [　　　　　　]

⑤邦楽 ⇔ [　　　　　　]

月

日

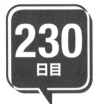

230
日目

次の計算をしましょう。計算機は使わず、筆算か暗算でお答えください。

① $889 - 72 \div 18$ = □

② $288 + 121 \div 11$ = □

③ $256 - 240 \div 16$ = □

④ $573 + 322 \div 7$ = □

月

日

231
日目

次の内容に当てはまる偉人の名前をA〜Eの中から選んでください。

①咸臨丸で渡米し、西郷隆盛と談判して江戸城無血開城を実現した。　（　　　）

②大宰府に左遷され非業の死を遂げたが、天満宮に祀られ学問の神様と仰がれている。　（　　　）

③『新古今和歌集』『小倉百人一首』などの撰者で知られる鎌倉初期の歌人。　（　　　）

④「古池や蛙飛びこむ水の音」などの名句で知られる江戸前期の俳諧師。　（　　　）

⑤民の家々から炊煙が上がっていないのを見て税の徴収を止め、聖帝と呼ばれた。　（　　　）

月

日

A	松尾芭蕉	D	藤原定家
B	勝海舟	E	菅原道真
C	仁徳天皇		

【223日目】①おんなへん②ゆみへん③のぎへん【224日目】①3頭②5頭③4匹【225日目】①うろん②さみだれ（さつきあめ）③せつな④ともしらが⑤ぼくとつ⑥のわき⑦いそうろう⑧こわいろ（しょうしき・せいしょく）

このページの解答は**85**ページ

232 日目

たし算で計算しましょう。（計算方法は5ページ参照）

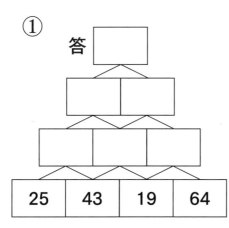

① 答

| 25 | 43 | 19 | 64 |

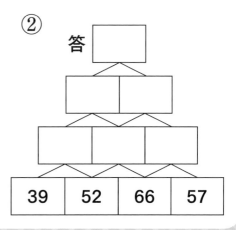

② 答

| 39 | 52 | 66 | 57 |

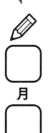

月

日

233 日目

次の世界遺産がある国をA～Eの中から選んでください。

①ウェストミンスター宮殿 （　　　）

②フィレンツェ歴史地区 （　　　）

③オリンピアの古代遺跡 （　　　）

④タージ・マハル （　　　）

⑤嚴島神社 （　　　）

A 日本
B イタリア
C イギリス
D ギリシャ
E インド

月

日

234 日目

下線を引いたひらがな部分を漢字に直してください。

①古い友人と久しぶりに<u>しょうぎ</u>を指した。［　　　　］

②夕立のあと、きれいな<u>にじ</u>が見えた。［　　　　］

③<u>せんれん</u>された歌舞伎俳優の所作。　［　　　　］

④<u>うえきばち</u>にシクラメンを植えた。　［　　　　］

⑤遠方から来た友人に地元の名所を<u>あんない</u>した。［　　　　］

月

日

81ページの解答
【226日目】①905②1584③290④1570
【227日目】①早秋②潮流③痛手④風光

235 日目

お金がいくらあるか計算しましょう。

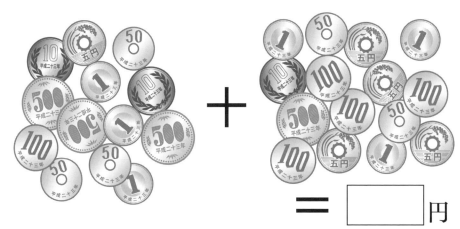

= ☐ 円

236 日目

次の言葉と似た意味を持つ言葉を ☐ の中から選んでください。

①簡明＝[　　　　]　　③崇拝＝[　　　　]

②豪胆＝[　　　　]　　④栄達＝[　　　　]

鮮明・出世・平明・豪奢・心酔・栄枯・勇敢・心象

237 日目

下の立体を①～③それぞれの方向から見たときの形を、（ア）～（ウ）から選んでください。

①上 [　　　]

②横 [　　　]

③正面 [　　　]

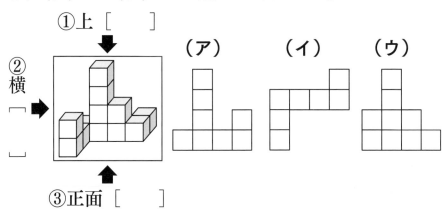

（ア）　　（イ）　　（ウ）

82ページ の解答

【229日目】①国産②日向③山地④非凡⑤洋楽
【230日目】①885②299③241④619 【231日目】①B②E③D④A⑤C

238
日目

○月

○日

次の計算をしましょう。計算機は使わず、筆算か暗算でお答えください。

① $\dfrac{1}{5} + \dfrac{1}{3} =$ □

② $\dfrac{1}{6} + \dfrac{2}{3} =$ □

③ $\dfrac{4}{7} + \dfrac{1}{2} =$ □

④ $\dfrac{3}{8} + \dfrac{1}{5} =$ □

239
日目

○月

○日

次の唱歌の歌詞の括弧内に入る言葉を書いてください。

①我は海の子白浪の（　　　）松原に、煙たなびくとまやこそ我がなつかしき住家なれ。

②でんでん虫々　かたつむり（　　　）は　どこにある。

③京の五条の橋の上、（　　　）弁慶は　長い薙刀ふりあげて、牛若めがけて切りかかる。

240
日目

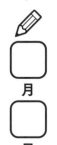

○月

○日

マッチ棒を1本だけ動かして、正しい計算式にしてください。（※マッチ棒の数字は下記と同じ形を維持してください）

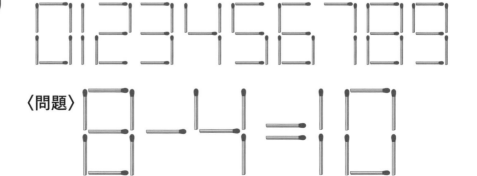

〈問題〉

このページの解答は**88**ページ

241 日目

次の漢字の読み方を書いてください。

①蘊蓄　　[　　　　　]　　⑤鉾先　　[　　　　　]

②白湯　　[　　　　　]　　⑥南風　　[　　　　　]

③粗餐　　[　　　　　]　　⑦一縷　　[　　　　　]

④友垣　　[　　　　　]　　⑧地団太　[　　　　　]

月　日

242 日目

括弧の中に入る言葉をA〜Eの中から選んでください。

①源頼朝は、1192年に朝廷から(　　　　)に任命され、鎌倉幕府を開いた。

②3代目将軍源実朝が暗殺され、御家人の北条氏が(　　　　)の地位についた。

③1274年、1281年と2度にわたって(　　　　)したが、鎌倉武士は果敢に戦いこれを退けた。

④天皇親政を目指した後醍醐天皇は、倒幕を計画したが、発覚して(　　　　)に移された。

⑤足利尊氏、新田義貞らが朝廷方について鎌倉幕府は滅亡し、(　　　　)が始まった。

A　征夷大将軍	D　執権
B　蒙古が襲来	E　建武の新政
C　隠岐の島	

月　日

243 日目

次の掛け算をしましょう。計算機は使わず、答えは算用数字で書いてください。

①八十八×二十六×二　＝ [　　　　]

②三×六十五×八　　　＝ [　　　　]

③七十三×二十六　　　＝ [　　　　]

④五×八×六×三　　　＝ [　　　　]

84ページの解答
【235日目】2811円　【236日目】①平明②勇敢③心酔④出世
【237日目】①（イ）②（ア）③（ウ）

244日目

○月

○日

次の言葉と似た意味を持つ言葉を □ の中から選んでください。

①明確＝　［　　　　　］　　③虚説＝　［　　　　　］

②普段＝　［　　　　　］　　④出来＝　［　　　　　］
　　　　　　　　　　　　　　　　　しゅったい

流言・発生・明白・明日・平生・発展・普請・流行

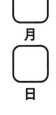

245日目

○月

○日

次の計算をしましょう。計算機は使わず、筆算か暗算でお答えください。

① $\dfrac{1}{3} - \dfrac{1}{4} =$ ☐

② $\dfrac{5}{6} - \dfrac{1}{3} =$ ☐

③ $\dfrac{4}{7} - \dfrac{1}{2} =$ ☐

④ $\dfrac{5}{8} - \dfrac{1}{7} =$ ☐

246日目

○月

○日

次の言葉と似た意味を持つ言葉を □ の中から選んでください。

①期待＝　［　　　　　］　　③精選＝　［　　　　　］

②虚言＝　［　　　　　］　　④達者＝　［　　　　　］

法螺・厳選・虚実・老練・嘱望・羨望・精算・老眼

**85ページ
の解答**　【238日目】① $\frac{8}{15}$ ② $\frac{5}{6}$ ③ $\frac{15}{14}$ ④ $\frac{23}{40}$ 【239日目】①さわぐいそべの②お前のあたま③大のおとこの 【240日目】6+4=10

87

247 日目

左のグループと同じ組み合わせは何番ですか？

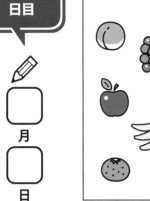

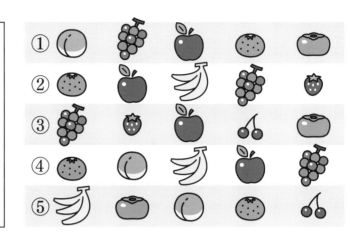

月

日

248 日目

次の計算をしましょう。計算機は使わず、筆算か暗算でお答えください。

① $\dfrac{2}{3} \times \dfrac{3}{4} = \boxed{}$

② $\dfrac{5}{6} \times \dfrac{4}{7} = \boxed{}$

③ $\dfrac{4}{9} \times \dfrac{2}{3} = \boxed{}$

④ $\dfrac{3}{8} \times \dfrac{4}{7} = \boxed{}$

月

日

249 日目

次の数字を見ておぼえてください。10秒たったら問題をかくして、紙に書いてください。（位置もしっかりおぼえましょう）

月

日

①

39	55
77	12

②

3	90
51	55

86ページ の解答

【241日目】①うんちく②さゆ（しらゆ・はくとう）③そさん④ともがき⑤ほこさき⑥はえ・なんぷう⑦いちる⑧じだんだ 【242日目】①A②D③B④C⑤E 【243日目】①4576②1560③1898④720

250日目

□ に共通する部首は何ですか？

① □丁・□川・□己・□十

② □占・□付・□旨・□羊

③ □土・□斤・□止・□単

月

日

251日目

次のサイコロの見えている 3 面の数字をたしてください。

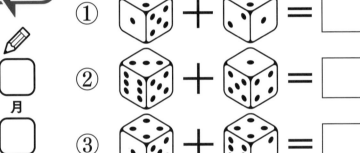

① ＋ ＝ □

② ＋ ＝ □

③ ＋ ＝ □

月

日

252日目

下線を引いたひらがな部分を漢字に直してください。

①映画館で昔の名作がじょうえいされている。［　　　　　］

②おかずを多めにつくって冷凍ほぞんする。［　　　　　］

③学生時代のなかまとの楽しいひととき。　［　　　　　］

④次の旅行先を家族にていあんする。　　　［　　　　　］

⑤この頃は春めいて、だいぶきおんが上がってきた。［　　　　　］

月

日

【244日目】①明白②平生③流言④発生【245日目】① $\frac{1}{12}$ ② $\frac{1}{2}$ ③ $\frac{1}{14}$ ④ $\frac{27}{56}$
【246日目】①嘱望②法螺③厳選④老練

89

253 日目

月

日

次の計算をしましょう。計算機は使わず、筆算か暗算でお答えください。

① $\dfrac{2}{5} \div \dfrac{3}{4} = \boxed{}$

② $\dfrac{5}{6} \div \dfrac{4}{7} = \boxed{}$

③ $\dfrac{2}{9} \div \dfrac{5}{6} = \boxed{}$

④ $\dfrac{5}{8} \div \dfrac{6}{7} = \boxed{}$

254 日目

月

日

次の漢字の読み方を書いてください。

①朧月夜　［　　　　　］　⑤枚挙　　［　　　　　］

②潮騒　　［　　　　　］　⑥茜雲　　［　　　　　］

③素読　　［　　　　　］　⑦一騎当千［　　　　　］

④頓珍漢　［　　　　　］　⑧指南　　［　　　　　］

255 日目

月

日

お金がいくらあるか計算しましょう。

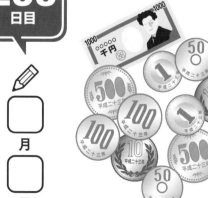

$+$

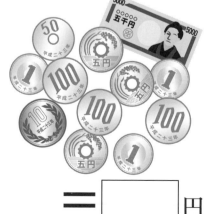

$= \boxed{}$ 円

88ページの解答 【247日目】④番【248日目】① $\dfrac{1}{2}$ ② $\dfrac{10}{21}$ ③ $\dfrac{8}{27}$ ④ $\dfrac{3}{14}$

次の言葉と似た意味を持つ言葉を □ の中から選んでください。

①補充 = [   ]　　③太平 = [   ]

②退治 = [   ]　　④頑丈 = [   ]

太閤・撃滅・補修・退散・壮健・安寧・補填・頑迷

次の計算をしましょう。計算機は使わず、筆算か暗算でお答えください。

① 8 × 14 × 7 =

② 4 × 27 × 3 =

③ 12 × 7 × 22 =

④ 23 × 11 × 9 =

次の言葉の反対語を書いてください。

①難解　　⇔ [   ]

②入場　　⇔ [   ]

③ネガティブ ⇔ [   ]

④能動　　⇔ [   ]

⑤農繁期　⇔ [   ]

259
日目

時計が鏡に映って左右反転しています。時刻は何時何分ですか？

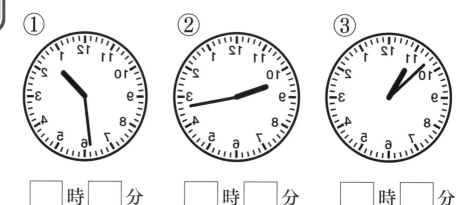

① ② ③

月

日

☐時☐分　☐時☐分　☐時☐分

260
日目

次の文章から始まる作品名をA～Cから選んでください。

①男もすなる日記といふものを、女もしてみむとてするなり。（　　）

②春はあけぼの。やうやうしろくなりゆく山ぎは～。（　　）

③いづれのおほん時にか、女御更衣あまた侍ひ給ひけるなかに～。（　　）

A『源氏物語』

B『土佐日記』

C『枕草子』

月

日

261
日目

☐に漢字を入れて熟語を完成させてください。

月

日

①

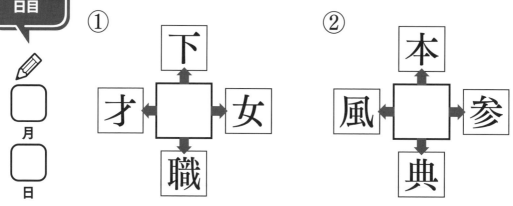

下
才 ☐ 女
職

②
本
風 ☐ 参
典

90ページの解答

【253日目】①$\frac{8}{15}$ ②$\frac{35}{24}$ ③$\frac{4}{15}$ ④$\frac{35}{48}$【254日目】①おぼろづきよ②しおさい③そどく④とんちんかん⑤まいきょ⑥あかねぐも⑦いっきとうせん⑧しなん【255日目】7900円

このページの解答は**95**ページ

262日目

次の上の句に続く下の句を、A〜Cから選んでください。

①瀬をはやみ岩にせかるる瀧川の　　　　（　　　）

②君がため惜しからざりし命さへ　　　　（　　　）

③和田のはら八十島かけてこぎ出でぬと　　（　　　）

A　われても末にあはむとぞ思ふ
B　人にはつげよあまの釣舟
C　ながくもがなと思ひけるかな

月

日

263日目

次の言葉と似た意味を持つ言葉を　□　の中から選んでください。

①完遂＝ ［　　　　　］　③移住＝ ［　　　　　］

②概略＝ ［　　　　　］　④台風＝ ［　　　　　］

涼風・完了・要約・移籍・完全・転地・概念・野分

月

日

264日目

マッチ棒を1本だけ動かして、正しい計算式にしてください。（※マッチ棒の数字は下記と同じ形を維持してください）

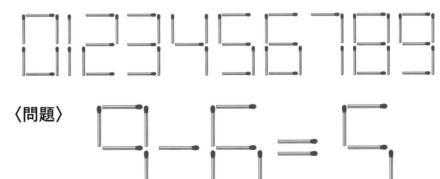

〈問題〉

月

日

265
日目

次の唱歌の歌詞の続きをA〜Cから選んでください。

①昔々浦島は 助けた亀に連れられて　　　　　（　　　）
②夏も近づく八十八夜、野にも山にも若葉が茂る。（　　　）
③春の小川は さらさらいくよ。　　　　　　　　（　　　）

A 「あれに見えるは茶摘じゃないか。あかねだすきに菅の笠。」
B 竜宮城へ来て見れば、絵にもかけない美しさ。
C 岸のすみれや れんげの花に

月
日

266
日目

たし算で計算しましょう。（計算方法は5ページ参照）

① 答
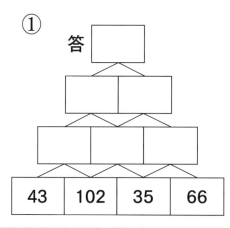

| 43 | 102 | 35 | 66 |

② 答
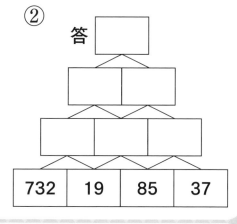

| 732 | 19 | 85 | 37 |

月
日

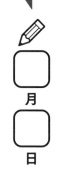

267
日目

括弧の中に入る言葉をA〜Eの中から選んでください。

①足利尊氏は、1338年に北朝の天皇から征夷大将軍に任じられ（　　　）を開いた。
②足利義満は征夷大将軍と（　　　）を歴任し、権勢を極めた。
③足利家の跡つぎ争いから（　　　）が始まり、11年続いた戦いで京都は荒れ果てた。
④義満の時代、能や狂言といった芸能が発達し、（　　　）が花開いた。
⑤茶室で少人数で楽しむ侘び茶、枯山水の庭園など、室町期には（　　　）も発達した。

A　北山文化　　　　　D　侘び寂びの文化
B　応仁の乱　　　　　E　室町幕府
C　太政大臣

月
日

92ページ
の解答【259日目】①1時31分②9時17分③10時52分【260日目】①B②C③A
【261日目】①天②古

268日目

月

日

□□□□□にひらがなを入れてことわざを完成させてください。

① □□□□ の頭も信心から

② □□□□ の行水

③春眠 □□□□ を覚えず

④塵も積もれば □□□□ となる

⑤火のない所に □□□□ は立たぬ

⑥笑う門には □□□□ 来たる

269日目

月

日

次の計算をしましょう。計算機は使わず、筆算か暗算でお答えください。

① $3 \times 25 \times \boxed{} = 600$

② $7 \times 43 \times \boxed{} = 1806$

③ $22 \times 8 \times \boxed{} = 4048$

④ $51 \times 55 \times \boxed{} = 8415$

270日目

月

日

次のことばを見ておぼえてください。15秒たったら問題をかくして、紙に書いてください。（位置もしっかりおぼえましょう）

①

かお	はと	あな
ほん	びん	たつ

②

こて	ゆび	おと
かぜ	ひめ	ける

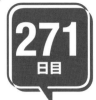

271
日目

タテの列、ヨコの列、太線で囲まれたブロックに、それぞれ1～4の数字が一つずつ入ります。（ア）～（ウ）のマスに入った数字をお答えください。（解き方は5ページ参照）

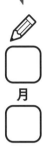
月
日

4			1
（ア）	2	3	（イ）
		4	
3	（ウ）		2

272
日目

次のひらがなを見ておぼえてください。15秒たったら問題をかくして、紙に書いてください。（位置もしっかりおぼえましょう）

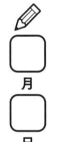
月
日

①

た	も	し
ぬ	ひ	こ

②

さ	ほ	け
だ	へ	ん

273
日目

□に漢字を入れて熟語を完成させてください。

月
日

①

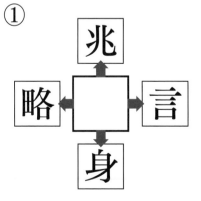

②

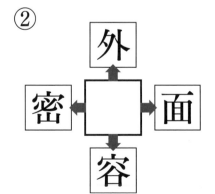

94ページの解答
【265日目】①B②A③C　【266日目】①520②1081
【267日目】①E②C③B④A⑤D

次のサイコロの<u>見えていない3面の数字</u>をたしてください。（サイコロは向かい合う面の数字をたすと7になります）

① 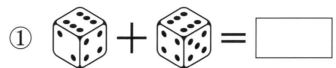 ＋ ＝

② ＋ ＝

③ ＋ ＝

次の漢字の読み方を書いてください。

①邂逅　　［　　　　　］　　⑤摩訶不思議［　　　　　］

②斯界　　［　　　　　］　　⑥鰯雲　　　［　　　　　］

③太公望　［　　　　　］　　⑦一張羅　　［　　　　　］

④頓知　　［　　　　　］　　⑧洒脱　　　［　　　　　］

次の計算をしましょう。計算機は使わず、筆算か暗算でお答えください。

① $1955 \div 17 \div 5 =$

② $672 \div 8 \div 12 =$

③ $816 \div 6 \div 17 =$

④ $1748 \div 23 \div 4 =$

95ページ
の解答 【268日目】①いわし②からす③あかつき④やま⑤けむり⑥ふく
【269日目】①8②6③23④3

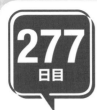

277
日目

（A）～（C）の空欄にあてはまる漢字を入れて、熟語しりとりを完成させてください。同じ漢字でも読みは違う場合もあります。

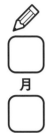

月

日

正直 ⇒ 直 (A) ⇒ (A) 事 ⇒ 事 (B)

⇒ (B) 世 ⇒ 世 (C) ⇒ (C) 接

278
日目

デジタル時計（24時間表示）が鏡に映って左右反転しています。時刻は何時何分ですか？

月

日

①   ②   ③

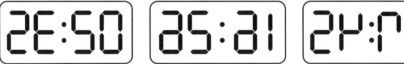

☐時☐分   ☐時☐分   ☐時☐分

279
日目

次の言葉の反対語を書いてください。

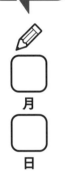

月

日

①脱退 ⇔ ［　　　　　　　］

②着席 ⇔ ［　　　　　　　］

③追跡 ⇔ ［　　　　　　　］

④天然 ⇔ ［　　　　　　　］

⑤統合 ⇔ ［　　　　　　　］

96ページ
の解答

【271日目】（ア）1（イ）4（ウ）4
【273日目】①前②内

280日目

次の文章から始まる作品名をA〜Cから選んでください。

①祇園精舎の鐘の声、諸行無常の響きあり。（　　　）

②ゆく河の流れは絶えずして、しかももとの水にあらず。（　　　）

③つれづれなるままに、日くらし、硯にむかひて〜。（　　　）

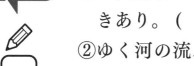

A『平家物語』
B『徒然草』
C『方丈記』

281日目

次の掛け算をしましょう。計算機は使わず、答えは算用数字で書いてください。

①二百二十三×五　＝ □

②五百三×八　＝ □

③八百八十八×十一　＝ □

④三十二×六×五十　＝ □

282日目

次の唱歌の歌詞の括弧内に入る言葉を書いてください。

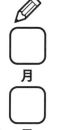

①桃太郎さん桃太郎さん、（　　　）黍団子、一つわたしに下さいな。

②雪やこんこ霰やこんこ。（　　　）ずんずん積る。

③村の鎮守の神様の（　　　）お祭日。どんどんひゃらら、どんひゃらら

このページの解答は**102**ページ

283日目

次の計算をしましょう。計算機は使わず、筆算か暗算でお答えください。

① $1325 \div 25 \times 7 =$ ☐

② $726 \div 11 \times 3 =$ ☐

③ $656 \div 8 \times 13 =$ ☐

④ $841 \div 29 \times 20 =$ ☐

月 ☐

日 ☐

284日目

括弧の中に入る言葉をA〜Eの中から選んでください。

①応仁の乱後、下剋上で領主となった戦国大名が勢力を伸ばし、（　　　）が訪れた。

②1543年、ポルトガル人を乗せた中国船が種子島に漂着し、（　　　）が伝来した。

③戦に勝って勢力を伸ばした織田信長は、（　　　）で商工業者の自由な営業を認めた。

④明智光秀を討った豊臣秀吉は（　　　）を築き、関白に任ぜられて全国統一を果たした。

⑤茶の湯を完成させた（　　　）は信長・秀吉に仕えたが、秀吉と対立して切腹を命じられた。

A　千利休	D　楽市楽座
B　戦国時代	E　大坂城
C　鉄砲	

月 ☐

日 ☐

285日目

お金がいくらあるか計算しましょう。

月 ☐

日 ☐

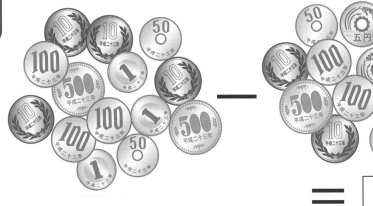

$=$ ☐ 円

98ページの解答 【277日目】（A）行（B）前（C）間【278日目】①2時35分②16時26分③7時45分【279日目】①加入②起立③逃走④人工⑤分裂・分化

286
日目

次の昭和のヒット曲を歌ったアーティスト名をA～E
の中から選んでください。

①上を向いて歩こう （　　　　）

②イエスタデイ　　　（　　　　）

③星影のワルツ　　　（　　　　）

④イエスタデイ・ワンス・モア（　　　　）

⑤また逢う日まで　　（　　　　）

A	カーペンターズ
B	千昌夫
C	ザ・ビートルズ
D	尾崎紀世彦
E	坂本九

月

日

287
日目

たし算で計算しましょう。（計算方法は5ページ参照）

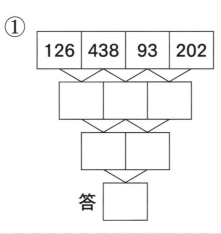

① 126 438 93 202

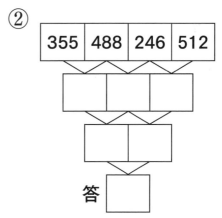

② 355 488 246 512

答

月

日

288
日目

☐に共通する部首は何ですか？

① ☐禁・☐夫・☐曲・☐谷

② ☐支・☐甲・☐夆・☐差

③ ☐主・☐皮・☐正・☐聿

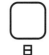

月

日

【280日目】①A②C③B 【281日目】①1115②4024③9768④9600
【282日目】①お腰につけた②降っては降っては③今日はめでたい

このページの解答は **104**ページ

289日目

次の計算をしましょう。計算機は使わず、筆算か暗算でお答えください。

① 20224 ÷ 256 = ◻

② 16378 ÷ 38 = ◻

③ 17711 ÷ 89 = ◻

④ 19430 ÷ 335 = ◻

月

日

290日目

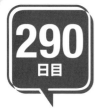

次の漢字の読み方を書いてください。

① 固唾　　[　　　　] ⑤ 蜜月　　[　　　　]

② 試金石　[　　　　] ⑥ 浮雲　　[　　　　]

③ 醍醐味　[　　　　] ⑦ 稲妻　　[　　　　]

④ 長丁場　[　　　　] ⑧ 秋波　　[　　　　]

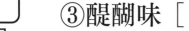
月

日

291日目

次のひらがなを見ておぼえてください。15秒たったら問題をかくして、紙に書いてください。
（位置もしっかりおぼえましょう）

①

ぐ	え	は
め	と	ら

②

わ	よ	す
ゆ	な	じ

月
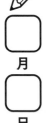
日

100ページ の解答 【283日目】①371②198③1066④580 【284日目】①B②C③D④E⑤A 【285日目】551円

このページの解答は**105**ページ

292
日目

次の文章から始まる作品名をA〜Cから選んでください。

① 親譲りの無鉄砲で小供の時から損ばかりして居る。（　　　）

② どっどど　どどうど　どどうど　どどう（　　　）

③ 「天は自ら助くる者を助く」（　　　）

A『自助論』

B『風の又三郎』

C『坊っちゃん』

月

日

293
日目

□に漢字を入れて熟語を完成させてください。

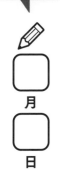

①

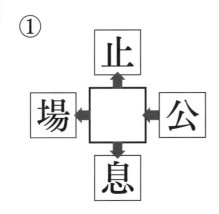

止

場　□　公

息

②

力

生　□　詩

心

月

日

294
日目

デジタル時計（24時間表示）が鏡に映って左右反転しています。時刻は何時何分ですか？

①　　　　　　②　　　　　　③

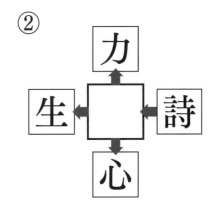

□時□分　　□時□分　　□時□分

月

日

このページの解答は**106**ページ

次の計算をしましょう。計算機は使わず、筆算か暗算でお答えください。

①366 × 633 =

②218 × 453 =

③812 × 119 =

④777 × 333 =

月

日

次の国にある世界遺産をA～Eの中から選んでください。

①エクアドル　（　　　）

②ペルー　　　（　　　）

③フランス　　（　　　）

④ドイツ　　　（　　　）

⑤オーストリア（　　　）

A　ケルン大聖堂
B　ガラパゴス諸島
C　ザルツブルク市街の歴史地区
D　ナスカとパルパの地上絵
E　ヴェルサイユの宮殿と庭園

月

日

次の計算をしましょう。計算機は使わず、筆算か暗算でお答えください。

①651 × 　　　 = 147126

②398 × 　　　 = 58904

③559 × 　　　 = 133042

④808 × 　　　 = 240784

月

日

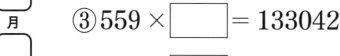

【289日目】①79②431③199④58【290日目】①かたず②しきんせき③だいごみ④ながちょうば⑤みつげつ⑥うきぐも（ふうん）⑦いなずま⑧しゅうは

298日目

次の漢字の読み方を書いてください。

①気骨　　　[　　　　　]　　⑤嬰児　　　[　　　　　]

②怵惕　　　[　　　　　]　　⑥鱗雲　　　[　　　　　]

③泰然自若[　　　　　]　　⑦内弁慶　[　　　　　]

④生兵法　[　　　　　]　　⑧上梓　　　[　　　　　]

月
日

299日目

タテの列、ヨコの列、太線で囲まれたブロックに、それぞれ1〜4の数字が一つずつ入ります。（ア）〜（ウ）のマスに入った数字をお答えください。（解き方は5ページ参照）

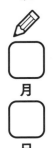
月
日

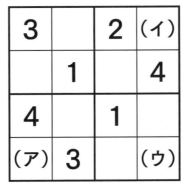

3		2	(イ)
	1		4
4		1	
(ア)	3		(ウ)

300日目

□に漢字を入れて熟語を完成させてください。

月
日

①
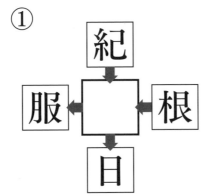

②
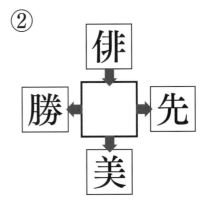

301
日目

マッチ棒を1本だけ動かして、正しい計算式にしてください。（※マッチ棒の数字は下記と同じ形を維持してください）

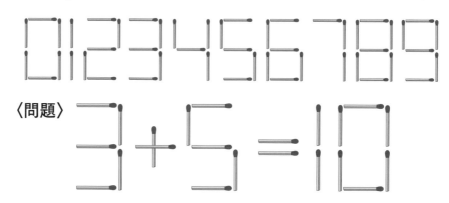

〈問題〉

月

日

302
日目

次の作品が書かれた（成立した）時代をA〜Eから選んでください。

① 『新古今和歌集』（　　　　）
② 『太平記』　　　　（　　　　）
③ 『世間胸算用』　　（　　　　）
④ 『古事記』　　　　（　　　　）
⑤ 『今昔物語集』　　（　　　　）

A　奈良時代
B　平安時代
C　鎌倉時代
D　室町時代
E　江戸時代

月

日

303
日目

ひき算で計算しましょう。（計算方法は5ページ参照）

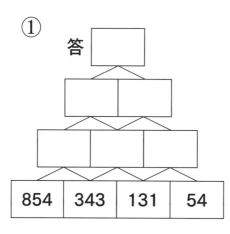

①
答

| 854 | 343 | 131 | 54 |

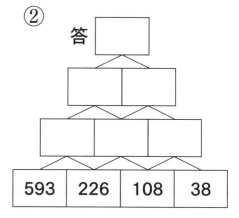

②
答

| 593 | 226 | 108 | 38 |

月

日

104ページ
の解答

【295日目】①231678②98754③96628④258741
【296日目】①B②D③E④A⑤C　【297日目】①226②148③238④298

304 日目

次の唱歌の歌詞の続きをA～Cから選んでください。

①暫時（しばし）も休まず　槌うつ響。　　　（　　　）

②甍の波と雲の波、重なる波の中空を、　　　（　　　）

③松原遠く消ゆるところ　　　　　　　　　　（　　　）

> A 橘かおる朝風に、高く泳ぐや、鯉のぼり。
> B 白帆の影は浮ぶ。
> C 飛び散る火花よ　はしる湯玉。

○月 ○日

305 日目

お金がいくらあるか計算しましょう。

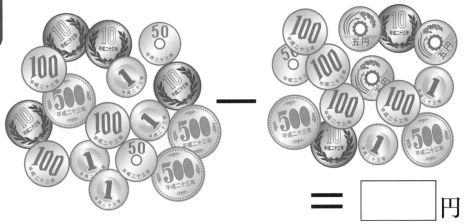

＝ □円

○月 ○日

306 日目

次の言葉の反対語を書いてください。

①悟り　⇔　[　　　　　　]

②時化　⇔　[　　　　　　]

③水平　⇔　[　　　　　　]

④整然　⇔　[　　　　　　]

⑤送辞　⇔　[　　　　　　]

○月 ○日

307日目

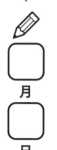

1つが1cm³の立方体からできている下の物体の体積を
お答えください。

①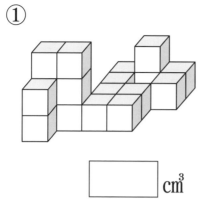

②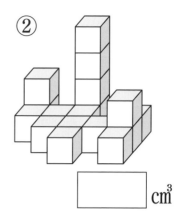

① _____ cm³   ② _____ cm³

月 日

308日目

次の計算をしましょう。計算機は使わず、筆算か暗算
でお答えください。

① 375 + 203 + _____ = 1133

② _____ × 18 − 185 = 211

③ 1296 ÷ _____ + 377 = 431

④ 488 × 12 − _____ = 2034

月 日

309日目

_____ に共通する部首は何ですか？

① □力・□千・□土・□寸

② □乍・□召・□西・□寺

③ □己・□工・□勺・□分

月 日

106ページ
の解答【301日目】5+5=1□【302日目】①C②D③E④A⑤B
【303日目】①164②201

次のサイコロの見えている3面の数字をたしてください。

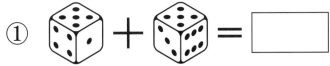

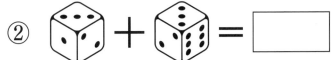

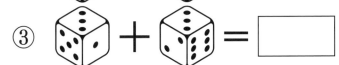

次の記号を見ておぼえてください。15秒たったら問題をかくして、紙に書いてください。
（位置もしっかりおぼえましょう）

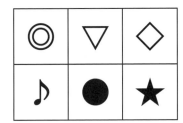

312
日目

次の作品が書かれた（成立した）時代をA～Eから選んでください。

① 『徒然草』　　　（　　　　）

② 『雨月物語』　　（　　　　）

③ 『万葉集』　　　（　　　　）

④ 『古今和歌集』　（　　　　）

⑤ 『風姿花伝』　　（　　　　）

A　奈良時代
B　平安時代
C　鎌倉時代
D　室町時代
E　江戸時代

313
日目

左のグループと同じ組み合わせは何番ですか？

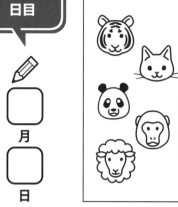

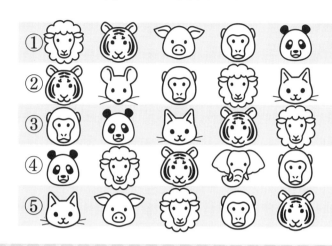

月

日

314
日目

次の計算をしましょう。計算機は使わず、筆算か暗算
でお答えください。

① $853 - 289 - \boxed{} = 171$

② $37 \times \boxed{} - 882 = 1782$

③ $1024 - \boxed{} - 579 = -287$

④ $\boxed{} \times 21 - 2043 = -1140$

月

日

315
日目

次の漢字の読み方を書いてください。

① 生粋　[　　　　]　⑤ 冥利　[　　　　]

② 時雨　[　　　　]　⑥ 彩雲　[　　　　]

③ 黄昏　[　　　　]　⑦ 絵空事 [　　　　]

④ 肉薄　[　　　　]　⑧ 信賞必罰 [　　　]

月

日

108ページ
の解答

【307日目】①18㎠②17㎠【308日目】①555②22③24④3822
【309日目】①にくづき②ひへん③いとへん

316
日目

□ に漢字を入れて熟語を完成させてください。

①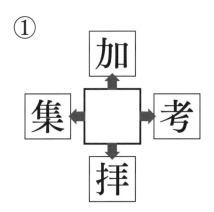

②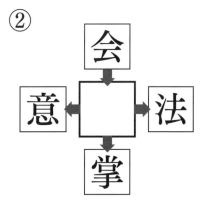

317
日目

次の計算をしましょう。計算機は使わず、筆算か暗算
でお答えください。

① $(40 + 87) \times (95 - 19) = $ □

② $(53 + 37) \times (45 + 23) = $ □

③ $(86 - 29) \times (33 - 8) = $ □

④ $(66 + 55) \times (22 + 33) = $ □

318
日目

デジタル時計（24時間表示）が鏡に映って左右反転
しています。時刻は何時何分ですか？

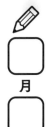

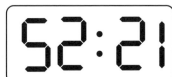

この85分後は
何時何分ですか？

□ 時 □ 分   □ 時 □ 分

319日目

月

日

次の計算をしましょう。計算機は使わず、筆算か暗算でお答えください。

① $(520 + 296) \div (55 - 31) =$

② $(2223 + 2535) \div (132 - 54) =$

③ $(3457 + 8543) \div (57 + 68) =$

④ $(1991 + 1295) \div (154 - 92) =$

320日目

月

日

括弧の中に入る言葉をA〜Eの中から選んでください。

①（　　　）で石田三成を破った徳川家康は、征夷大将軍に任命されて江戸幕府を開いた。

②貧しい農家で勉学に励んだ（　　　）は、小田原藩主の命を受けて605町村を復興させた。

③50歳から天文学を学んだ（　　　）は歩いて全国を測量し、正確な日本地図をつくった。

④安政の大獄を強行した井伊直弼は、1860年に（　　　）で水戸藩等の浪士に暗殺された。

⑤1866年に薩長同盟が結ばれ、翌67年に（　　　）が行われ、武家政治が幕を閉じた。

A　二宮尊徳（金次郎）	D　関ヶ原の戦い	
B　伊能忠敬	E　桜田門外の変	
C　大政奉還		

321日目

月

日

お金がいくらあるか計算しましょう。

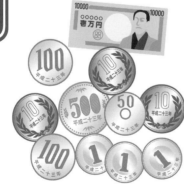 −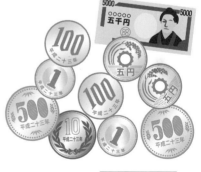

＝　　　　円

110ページの解答 【313日目】③番 【314日目】①393②72③732④43 【315日目】①きっすい②しぐれ（じう）③たそがれ④にくはく⑤みょうり⑥さいうん⑦えそらごと⑧しんしょうひつばつ

このページの解答は**115**ページ

322
日目

□に漢字を入れて熟語を完成させてください。

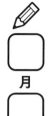
月
日

①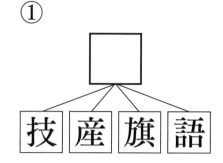

②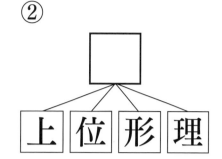

323
日目

次の言葉の反対語を書いてください。

月
日

①開始 ⇔ [　　　　　　　]

②快調 ⇔ [　　　　　　　]

③起点 ⇔ [　　　　　　　]

④空想 ⇔ [　　　　　　　]

⑤攻撃 ⇔ [　　　　　　　]

324
日目

次の計算をしましょう。計算機は使わず、筆算か暗算でお答えください。

月
日

① $13572 + 28435 =$ □

② $84253 - □ = 46310$

③ □ $+ 72443 = 97702$

④ $99335 - 18734 =$ □

111ページ
の解答
【316日目】①参②合【317日目】①9652②6120③1425④6655
【318日目】15時52分、17時17分

このページの解答は**116**ページ

325
日目

次の漢字の読み方を書いてください。

①琴線　　　[　　　　　]　　⑤胸算用　[　　　　　]

②時化　　　[　　　　　]　　⑥積乱雲　[　　　　　]

③魑魅魍魎　[　　　　　]　　⑦生憎　　[　　　　　]

④草鞋　　　[　　　　　]　　⑧垂涎　　[　　　　　]

月

日

326
日目

次の記号を見ておぼえてください。15秒たったら問題
をかくして、紙に書いてください。
（位置もしっかりおぼえましょう）

①

□	■	♪
▽	○	×

②

◎	×	▲
□	★	●

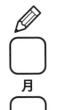
月

日

327
日目

次の計算をしましょう。計算機は使わず、筆算か暗算
でお答えください。

①$5893 \times 123 = \boxed{}$

②$3287 \times \boxed{} = 154489$

③$\boxed{} \times 312 = 257400$

④$\boxed{} \times 95 = 440135$

月

日

112ページ
の解答

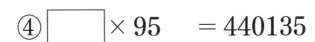
【319日目】①34②61③96④53　【320日目】①D②A③B④E⑤C
【321日目】4561円

328日目

□に漢字を入れて熟語を完成させてください。

月

日

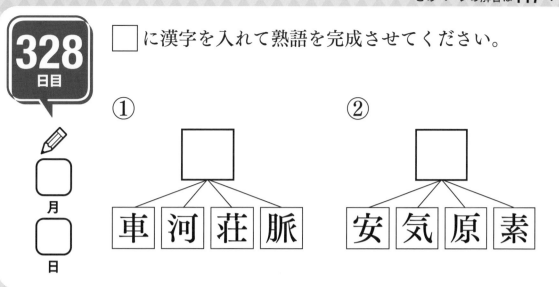

① 車 河 荘 脈

② 安 気 原 素

329日目

次の作品が書かれた（成立した）時代をA〜Eから選んでください。

月

日

① 『東海道中膝栗毛』（　　　）

② 『神皇正統記』　　（　　　）

③ 『日本書紀』　　　（　　　）

④ 『平家物語』　　　（　　　）

⑤ 『紫式部日記』　　（　　　）

A 奈良時代
B 平安時代
C 鎌倉時代
D 室町時代
E 江戸時代

330日目

ひき算で計算しましょう。（計算方法は5ページ参照）

月

日

①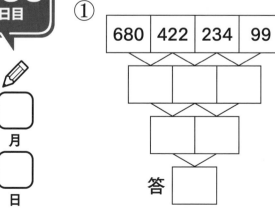

| 680 | 422 | 234 | 99 |

答

②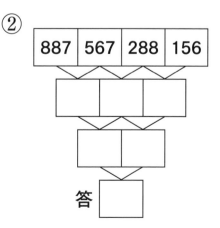

| 887 | 567 | 288 | 156 |

答

【322日目】①国②地 【323日目】①終了②不調③終点④現実⑤防御・守備
【324日目】①42007②37943③25259④80601

331日目

（A）〜（C）の空欄にあてはまる漢字を入れて、熟語しりとりを完成させてください。同じ漢字でも読みは違う場合もあります。

月

日

大吉 ⇒ 吉 (A) ⇒ (A) 題 ⇒ 題 (B)

⇒ (B) 言 ⇒ 言 (C) ⇒ (C) 学

332日目

次の山がある国をA〜Eの中から選んでください。

月

日

①ユングフラウ　（　　　　）

②キリマンジャロ　（　　　　）

③エベレスト　（　　　　）

④マッキンリー　（　　　　）

⑤富士山　　　（　　　　）

A タンザニア
B アメリカ合衆国
C スイス
D 日本
E ネパール

333日目

次の計算をしましょう。計算機は使わず、筆算か暗算でお答えください。

月

日

①$82 + 95 + 2 \times 43$ ＝□

②$35 + 33 \times 8 + 25$ ＝□

③$99 \div 11 + 27 - 15$ ＝□

④$43 + 56 \div 7 + 99$ ＝□

114ページの解答 【325日目】①きんせん②しけ③ちみもうりょう④わらじ⑤むなざんよう⑥せきらんうん⑦あいにく⑧すいぜん【327日目】①724839②47③825④4633

このページの解答は**119**ページ

334
日目

次の唱歌の歌詞の括弧内に入る言葉を書いてください。

①菜の花畠に　入日薄れ（　　　　　）霞ふかし。

②うみは　ひろいな、大きいな、（　　　　）、日が　しずむ。

③兎追いしかの山、小鮒釣りしかの川、（　　　　）、忘れがたき故郷。

月

日

335
日目

次の漢字の読み方を書いてください。

①曲者　　［　　　　］　⑤目論見［　　　　］

②市井　　［　　　　］　⑥淡雪　　［　　　　］

③紐帯　　［　　　　］　⑦横着　　［　　　　］

④濡衣　　［　　　　］　⑧千載一遇［　　　　］

月

日

336
日目

デジタル時計（24時間表示）が鏡に映って左右反転しています。時刻は何時何分ですか？

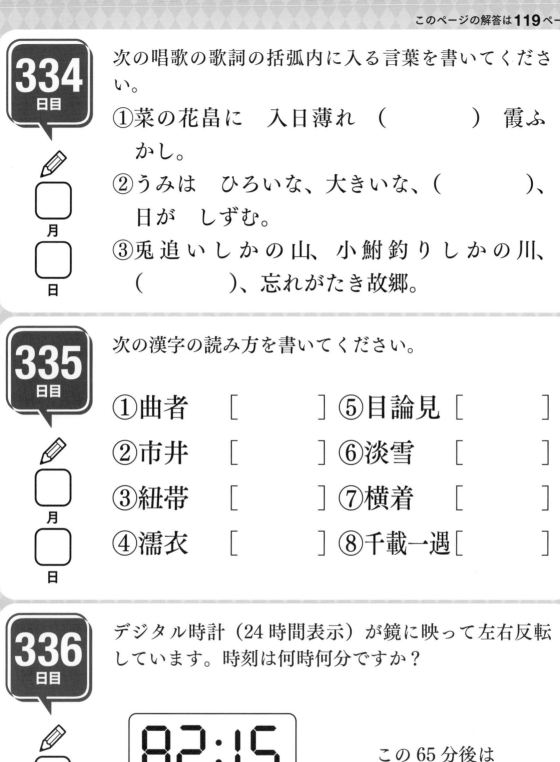

この65分後は何時何分ですか？

□時□分　　　　□時□分

月

日

337
日目

次の数字を見ておぼえてください。15秒たったら問題をかくして、紙に書いてください。
（位置もしっかりおぼえましょう）

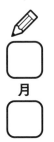

月

日

①

5	76	22
89	14	6

②

8	87	38
0	25	34

338
日目

次の言葉の反対語を書いてください。

①熱い　⇔　[　　　　　]

②暑い　⇔　[　　　　　]

③異常　⇔　[　　　　　]

④嘘　　⇔　[　　　　　]

⑤延長　⇔　[　　　　　]

月

日

339
日目

次の計算をしましょう。計算機は使わず、筆算か暗算でお答えください。

月

日

① $5(9 + 21 + 56)$ = □

② $8(12 - 4 + 86)$ = □

③ $12(54 - 8 - 25)$ = □

④ $23(83 - 44 + 29)$ = □

116ページ
の解答

【331日目】（A）例（B）名（C）語【332日目】①C②A③E④B⑤D
【333日目】①263②324③21④150

このページの解答は**121**ページ

次のサイコロの見えていない3面の数字をたしてください。（サイコロは向かい合う面の数字をたすと7になります）

月

日

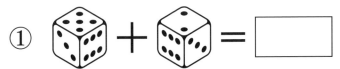

① 〈サイコロ〉＋〈サイコロ〉＝ □

② 〈サイコロ〉＋〈サイコロ〉＝ □

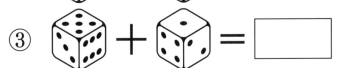

③ 〈サイコロ〉＋〈サイコロ〉＝ □

341日目

□に漢字を入れて熟語を完成させてください。

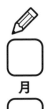

月

日

①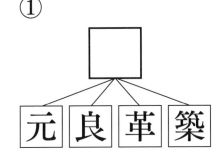
元 良 革 築

②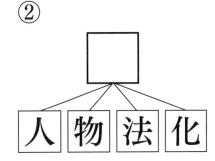
人 物 法 化

342日目

次の計算をしましょう。計算機は使わず、筆算か暗算でお答えください。

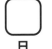

月

日

① $95(8 + \boxed{}) = 3135$

② $33(45 - \boxed{}) = 792$

③ $58(94 - \boxed{}) = 1508$

④ $29(88 + \boxed{}) = 3799$

このページの解答は**122**ページ

343
日目

月

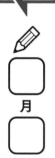

日

下線を引いたひらがな部分を漢字に直してください。

①風呂上りに髪の毛を<u>かわ</u>かす。 [　　　　]

②春の祈年祭で<u>ほうさく</u>を祈った。 [　　　　]

③ポストに<u>ゆうびん</u>物が届いた。 [　　　　]

④カラオケボックスで時間を<u>えんちょう</u>した。[　　　　]

⑤自動車の<u>せいのう</u>は年々向上している。 [　　　　]

344
日目

月

日

□に共通する部首は何ですか？

① □乚・□彡・□土・□夂

② □十・□干・□女・□尺

③ 于・之・心・央

345
日目

月

日

次の数字を見ておぼえてください。15秒たったら問題をかくして、紙に書いてください。
（位置もしっかりおぼえましょう）

①

53	56	27
37	91	9

②

11	64	24
50	30	2

118ページ
の解答

【338日目】①冷たい②寒い③正常④本当⑤短縮
【339日目】①430②752③252④1564

346
日目

次の漢字の読み方を書いてください。

①件　　[　　　　]　⑤猛者　　[　　　　]

②老舗　[　　　　]　⑥冠雪　　[　　　　]

③猪口才 [　　　　]　⑦億劫　　[　　　　]

④懇ろ　[　　　　]　⑧造詣　　[　　　　]

月

日

347
日目

次の計算をしましょう。計算機は使わず、筆算か暗算でお答えください。

① □ $(53 + 23) = 2280$

② □ $(78 - 42) = 792$

③ □ $(17 + 58) = 3375$

④ □ $(62 - 19) = 2838$

月

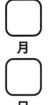

日

348
日目

下線を引いたひらがな部分を漢字に直してください。

①火の<u>あとしまつ</u>をする。　　　[　　　　]

②<u>ゆういぎ</u>な日々を過ごした。[　　　　]

③<u>きない</u>食で魚料理を選んだ。[　　　　]

④恩師の家を<u>ほうもん</u>した。　[　　　　]

⑤手先は割と<u>きよう</u>なほうだ。[　　　　]

月

日

119ページの解答
【340日目】①17②22③21【341日目】①改②文
【342日目】①25②21③68④43

次の計算をしましょう。計算機は使わず、筆算か暗算でお答えください。

① $27 \times 21 \times 18 =$

② $16 \times 31 \times 14 =$

③ $33 \times 25 \times 11 =$

④ $43 \times 12 \times 15 =$

下線を引いたひらがな部分を漢字に直してください。

①大通りを<u>おうだん</u>してコンビニエンスストアに行った。[　　　]

②有名な<u>しきしゃ</u>のコンサートに行った。[　　　]

③今度の休日は<u>こうらくち</u>に出かけよう。　[　　　]

④思いがけない<u>ろうほう</u>が届いた。　　　[　　　]

⑤<u>きりつ</u>正しい生活を送る。　　　　　[　　　]

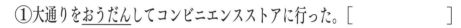

次のアルファベットを見ておぼえてください。15秒たったら問題をかくして、紙に書いてください。
（位置もしっかりおぼえましょう）

①

A	H	L
U	M	J

②

T	E	S
R	C	B

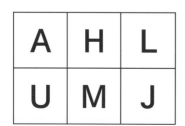

120ページ の解答

【343日目】①乾②豊作③郵便④延長⑤性能
【344日目】①きへん②さんずい③くさかんむり

352日目

次の計算をしましょう。計算機は使わず、筆算か暗算でお答えください。

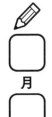
月
日

① $28 \times 19 \times \boxed{} = 2660$

② $45 \times 9 \times \boxed{} = 7290$

③ $82 \times 4 \times \boxed{} = 8200$

④ $64 \times 12 \times \boxed{} = 6912$

353日目

次の漢字の読み方を書いてください。

月

日

①薫陶　[　　　]　⑤大和撫子[　　　]

②東雲　[　　　]　⑥細雪　[　　　]

③椿事　[　　　]　⑦折節　[　　　]

④馬脚　[　　　]　⑧仄聞　[　　　]

354日目

下線を引いたひらがな部分を漢字に直してください。

①かんけつに分かりやすく説明する。　[　　　]

②散歩がしゅうかんになって体調がよくなった。[　　　]

③ラジコンの飛行機を見事にあやつる。[　　　]

④親戚の結婚式にしょうたいされた。　[　　　]

⑤映画のロケ現場を訪ねる聖地じゅんれいに出かけた。[　　　]

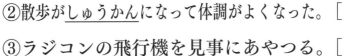

355日目

○月

○日

次の計算をしましょう。計算機は使わず、筆算か暗算でお答えください。

① $478 + 551 + 556 = \boxed{}$

② $988 - 664 + \boxed{} = 448$

③ $2029 + \boxed{} - 896 = 1435$

④ $\boxed{} - 437 + 862 = 1057$

356日目

○月

○日

下線を引いたひらがな部分を漢字に直してください。

①彼はとても<u>うちき</u>な性格だ。　　　　[　　　　　]

②和尚さんはとても<u>かんだい</u>な方だ。　[　　　　　]

③<u>ほうし</u>活動に参加した。　　　　　　[　　　　　]

④長年使ったノートパソコンが<u>こわれ</u>てしまった。[　　　]

⑤物置を片づけて要らないものを<u>はいき</u>した。[　　　]

357日目

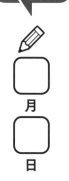

○月

○日

1つが1cm³の立方体からできている下の物体の体積をお答えください。

①

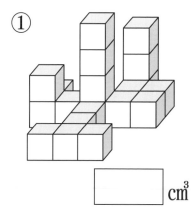

$\boxed{}$ cm³

②

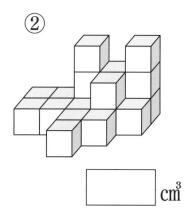

$\boxed{}$ cm³

122ページの解答

【349日目】①10206②6944③9075④7740

【350日目】①横断②指揮者③行楽地④朗報⑤規律

358日目

次の計算をしましょう。計算機は使わず、筆算か暗算でお答えください。

① $198 + 443 - 328 =$

② $747 - 393 +$ $= 545$

③ $683 +$ $- 489 = 308$

④ $- 164 + 850 = 1175$

月

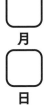
日

359日目

下線を引いたひらがな部分を漢字に直してください。

①炭酸ジュースで<u>のど</u>をうるおした。　［　　　　　］

②高い<u>ぎじゅつ</u>力を誇る日本の中小企業。［　　　　　］

③借りていた本を図書館に<u>へんきゃく</u>した。［　　　　　］

④彼はきちんとした<u>そんけいご</u>を話す。［　　　　　］

⑤スマートフォンで美味しいお店を<u>けんさく</u>する。［　　　　　］

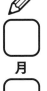
月

日

360日目

次の計算をしましょう。計算機は使わず、筆算か暗算でお答えください。

① $276 - 854 - 33 =$

② $- 359 + 159 - 280 =$

③ $441 - 1056 - 84 =$

④ $- 543 + 2980 - 1105 =$

月

日

361日目

次の漢字の読み方を書いてください。

①炯眼　　[　　　　]　　⑤辣腕　　[　　　　]

②仕舞屋　[　　　　]　　⑥白雪　　[　　　　]

③鎮守　　[　　　　]　　⑦諧謔　　[　　　　]

④八面六臂[　　　　]　　⑧桃源郷　[　　　　]

月

日

362日目

次のアルファベットを見ておぼえてください。15秒たったら問題をかくして、紙に書いてください。
(位置もしっかりおぼえましょう)

①

W	Q	P
S	F	K

②

V	X	Y
D	N	O

月

日

363日目

次の名所がある都道府県をA～Eの中から選んでください。

①伊勢神宮　　（　　　　）

②出雲大社　　（　　　　）

③兼六園　　　（　　　　）

④道後温泉　　（　　　　）

⑤黒部ダム　　（　　　　）

A　石川県
B　三重県
C　愛媛県
D　富山県
E　島根県

月

日

124ページの解答
【355日目】①1585②124③302④632
【356日目】①内気②寛大③奉仕④壊⑤廃棄　【357日目】①20㎠②19㎠

このページの解答は**7**ページ

364
日目

次の計算をしましょう。計算機は使わず、筆算か暗算でお答えください。

① $56.3 + 88.2 + 28.9 = $ ☐

② $43.4 + 41.8 + $ ☐ $= 124.5$

③ $72.5 + $ ☐ $+ 65.2 = 196.9$

④ ☐ $+ 32.3 + 84.9 = 140.4$

月

日

365
日目

下線を引いたひらがな部分を漢字に直してください。

①向こうから<u>きびしい</u>表情をした人が歩いてくる。［　　　　　］

②近くのスーパーマーケットまで<u>とほ</u>で5分くらいの距離だ。［　　　　　］

③三人寄れば文殊の<u>ちえ</u>。みんなで相談しよう。［　　　　　］

④思いやりのある対応に心が<u>なご</u>んだ。［　　　　　］

⑤イレギュラーな状況に<u>じゅうなん</u>に対応する。［　　　　　］

月

日

366
日目

次の計算をしましょう。計算機は使わず、筆算か暗算でお答えください。

① $99.9 - 32.8 - 24.5 = $ ☐

② $84.1 - 59.5 - 78.9 = $ ☐

③ $64.5 - 19.3 - 22.5 = $ ☐

④ $58.4 - 63.2 - 45.3 = $ ☐

月

日

【358日目】①313②191③114④489【359日目】①喉②技術③返却④尊敬語⑤検索【360日目】①－611②－480③－699④1332

127

【監修者紹介】

篠原菊紀（しのはら・きくのり）

公立諏訪東京理科大学工学部情報応用工学科教授、医療介護・健康工学研究部門長。

1960年生まれ、長野県茅野市出身。東京大学教育学部卒業後、同大学院教育学研究科修了。「学習しているとき」「運動しているとき」「遊んでいるとき」など、日常的な場面で脳がどのように活動しているかを研究している。子どもから高齢者までを対象に、脳トレ、勉強法、認知機能低下予防などの著書や教材を数多く開発。テレビや雑誌、ラジオなどを通じ、脳科学と健康科学の社会応用を呼びかけている。主な監修書に『一生ボケない脳になる！1日1分「脳トレ」366』『死ぬまでボケない脳になる！1日1分「脳トレ」366』『いくつになってもボケない脳になる！1日5分 脳トレパズル366』『100歳までボケない脳になる！1日3分脳トレ算数パズル366』『誰よりもボケない脳になる！1日3分 脳トレ漢字パズル366』『超難問でボケ退治！1日1問 鬼脳トレ100』『一生ボケない！3年「脳トレ」日記』（以上、PHP研究所）などがある。

◎装幀・本文組版　朝田春未
◎本文イラスト　よしのぶもとこ（2〜4ページ）
◎編集協力　森末祐二

篠原菊紀教授の
1日1分！もの忘れがなくなる「脳トレ」366

2023年3月13日　第1版第1刷発行
2025年2月17日　第1版第10刷発行

監修者　篠原菊紀
発行者　村上雅基
発行所　株式会社PHP研究所
　　　　京都本部　〒601-8411　京都市南区西九条北ノ内町11
　　　　〔内容のお問い合わせは〕暮らしデザイン出版部 ☎075-681-8732
　　　　〔購入のお問い合わせは〕普 及 グ ル ー プ ☎075-681-8818
印刷所　株式会社光邦
製本所　東京美術紙工協業組合